教育部职业教育与成人教育司推荐教材

全国卫生职业院校规划教材

供中高职护理、涉外护理、助产等专业使用

精神科护理

（修订版）

刘 晨 主编

科学出版社

北 京

● 版权所有　侵权必究 ●

举报电话：010-64030229；010-64034315；13501151303（打假办）

内 容 简 介

本书是教育部职业教育与成人教育司推荐教材之一。针对通科护士在整体护理中精神卫生服务的需要，主要讲述精神障碍的病因与常见症状，精神科护理的基本内容与要求，异常精神活动的评估、诊断、常用治疗与护理，各类精神障碍者的护理以及社区精神卫生护理等。内容生动，版式新颖，每章都有学习目标、小结和目标检测题（选择题附参考答案），书后附有"精神科护理学教学基本要求"，便于学习。非常适合中高职护理、涉外护理、助产等专业使用。

图书在版编目（CIP）数据

精神科护理/刘晨主编．—北京：科学出版社，2003.4
教育部职业教育与成人教育司推荐教材・全国卫生职业院校规划教材
ISBN 978-7-03-011349-8

Ⅰ．精…　Ⅱ．刘…　Ⅲ．精神病学：护理学 – 专业学校 – 教材
Ⅳ．R473.74

中国版本图书馆 CIP 数据核字（2003）第 023577 号

责任编辑：李　婷　张德亮/责任校对：包志虹
责任印制：赵　博/封面设计：黄　超

版权所有，违者必究。未经本社许可，数字图书馆不得使用

科 学 出 版 社 出版
北京东黄城根北街 16 号
邮政编码：100717
http://www.sciencep.com
北京市文林印务有限公司印刷
科学出版社发行　各地新华书店经销
*

2003 年 4 月第　一　版　　开本：850×1168　1/16
2017 年 1 月第二十六次印刷　　印张：7 3/4
字数：199 000

定价：**18.00 元**
（如有印装质量问题，我社负责调换）

技能型紧缺人才培养培训教材
全国卫生职业院校规划教材
共用课教材建设指导委员会委员名单

主任委员 刘 晨

委 员（按姓氏汉语拼音排序）

陈劲松	四川省卫生学校	师明中	大同大学医学院
陈 均	上海市公共卫生学校	石海兰	太原市卫生学校
陈 沁	广州医学院护理学院	史学敏	深圳职业技术学院
代凤兰	聊城职业技术学院	宋金龙	三峡大学护理学院
丁 玲	沧州医学高等专科学校	孙巧玲	聊城职业技术学院
封苏琴	常州卫生高等职业技术学校	汪洪杰	安徽医学高等专科学校
高健群	宜春职业技术学院	王者乐	上海职工医学院
官素琼	玉林市卫生学校	吴丽文	岳阳职业技术学院
胡希俊	沧州医学高等专科学校	肖京华	深圳职业技术学院
纪 霖	辽源市卫生学校	徐冬英	广西中医学院护理学院
李长驰	汕头市卫生学校	许练光	玉林市卫生学校
李 军	山东医学高等专科学校	杨玉南	广州医学院护理学院
李晓惠	深圳职业技术学院	余剑珍	上海职工医学院
李小龙	岳阳职业技术学院	曾志励	广西医科大学护理学院
蔺惠芳	中国协和医科大学护理学院	张金生	聊城职业技术学院
罗志君	四川省卫生学校	张 宽	嘉应学院医学院
牛彦辉	甘肃省中医学校	张妙兰	忻州市卫生学校
潘道兰	达州职业技术学院	赵 斌	四川省卫生学校
潘凯元	海宁市卫生学校	钟埃莉	成都铁路卫生学校
覃琥云	成都中医药大学	钟 海	四川省卫生学校
邱志军	岳阳职业技术学院	周 琦	广西中医学院护理学院
任海燕	内蒙古医学院护理学院	邹玉莲	岳阳职业技术学院

《精神科护理》编写人员

主　编　刘　晨

副主编　马艾丽　王冬梅　贝冬莲

编　者　(按姓氏汉语拼音排序)

贝冬莲(深圳职业技术学院)

岑慧红(广州医学院护理学院)

何　毅(重庆医科大学)

刘　晨(北京护士学校)

刘江红(福建卫生职业技术学院)

马艾丽(北京回龙观医院)

孟发芬(三峡大学护理学院)

饶永梅(信阳职业技术学院)

王冬梅(兴安职业技术学院)

王毓瑾(江西护理职业技术学校)

向秀清(四川省卫生学校)

张新平(柳州市卫生学校)

周英华(嘉应学院医学院)

前　言

　　无论临床,还是社区,无论精神科专科,还是其他科别,精神卫生服务都是整体护理的重要组成部分,是护士应具备的专业能力之一。依据教育部办公厅[2001]5号文所颁布的"中等职业学校重点建设专业教学指导方案",精神科护理学是中等护理专业的必选课程,本教材即为该课程的必学教材。

　　本教材是"技能型紧缺人才培养培训教材"中的专业"台阶"性教材。教材的名称与整体结构源于卫生部科教司制定的中等护理专业4年制教学计划和大纲(1997)。在教材内容与教材体例上,坚持吸收发达国家和地区的发展经验与研究成果;坚持学生在校学习内容应侧重通科护士在整体护理中精神卫生服务需要的观点,而将精神科专科护理的详细内容纳入专科护士岗前培训范围,本教材不做过多表述。教材以全国中等卫生学校规划教材《精神科护理学》(王述彭主编,科学出版社,1999)为主要参考书;结合3年来该课程在全国的教学实践与学科的发展状况;从学生的视角出发,采用正文与非正文系统的编写方案,结合具体内容设计了"链接",合理选择,认真编写。希望能为同学们学、配合老师们教做出一定的贡献。

　　同本系列的其他教改教材一样,这一本教材也是"全国卫生职业教学新模式研究"课题组和教改教材编委会成员学校的老师们同心协力、创造性劳动的成果。编写老师们全部是参加过卫生部科教司连续举办的三期"全国精神科护理学教师培训班"(北京,1998～1999年)和(或)参加过"中华护理学会全国精神科护理教学研讨会"(成都,2000年)的教师,其中有的老师一生或多半生从事精神科临床及教学工作,有的老师参与过国外精神科护理学教材的编译工作,也有的老师从事本学科教学年限不太长,经验尚不够丰富,但每位老师都是活跃在教改前沿的探索者和实践者。帮助同学们学好本课程,培养整体护理工作的能力,与国际接轨,争取为同学们走出国门创造条件,这真诚的期望是每位老师编写的动力;认真严谨的态度、科学扎实的作风、团结一致勇挑重担的团队精神,是老师们编写的基础。老师们艰苦的努力终于换来了同学们专业发展的一块基石。

　　衷心感谢中华护理学会精神科专业委员会、北京大学第六医院王述彭(前)主任的热诚、具体的指导与帮助,没有她在专业理念与内容上科学严谨地把关,我们很难完成这一"年轻"课程的艰巨开发工作。衷心感谢北京回龙观医院、深圳职业技术学院、兴安职业技术学院、嘉应学院医学院、四川省卫生学校、三峡大学护理学院、柳州市卫生学校、信阳职业技术学院、重庆医科大学护理系、广州医学院护理学院、福建卫生职业技术学院、江西护理职业技术学校以及北京护士学校的大力支持。感谢北京护士学校曹鲁玲老师为我们提出的宝贵建议,感谢参与审读的课题组成员学校的同行与同学。

编　者

于北京SOHO现代城

目　录

第1章 绪 论

学习目标

1. 说出精神障碍的概念
2. 说出精神科护理学的概念
3. 能关注和参与维持个人、社区、社会的精神卫生,重视精神科护理学的学习
4. 能对精神障碍者表现出同情、爱护与尊重

提起"精神障碍",不少人会感到进入了另一个"陌生且怪异的世界",认为"精神障碍就是精神病","精神障碍"的人就是"疯子",联想到"装神闹鬼","思维怪异","喜怒无常","行为乖僻","可以无缘无故地伤害他人而不负责","无法理解与沟通","不可理喻","治不好,一辈子都是生活累赘","可怜他,他也不懂"等等,甚至在生活中把"精神病"当作贬义词使用。

这是对精神障碍者的传统的、不科学的认识。而作为护理专业人员,应当正确理解精神障碍,才可能为护理对象提供生物、心理、社会的整体护理。

通常,人们对于躯体的疾病和亚健康状态较为熟悉,对这种患者或亚健康状态者能够理解、同情、关心、爱护、主动帮助,这是人们基本道德观念的表现。而对较重的精神障碍者,则常受到传统观念的影响,没有形成科学、正确的认识,缺少同情心与行为帮助;同时对早期的、轻度的心理与行为异常又因不认识而往往忽略,甚至在心理与行为出现了较明显的改变时(如明显的学习焦虑、产后的抑郁状态等),还误解为是其他的情况,因而延误治疗。

精神活动出现异常情况的可能性,如同感冒、心绞痛、高血压等躯体的代谢、功能和形态结构出现异常一样,都是客观的。既然它们可以发生,必然也可以得到解决。精神障碍与躯体疾病二者只是在病因、病变及其规律、治疗及护理等方面有着各自的特点,而且它们二者之间还存在着密不可分的内在联系。所以,正确认识精神障碍,理解、同情、关心、爱护精神障碍者,并以正确方法帮助他们,同样是我们的社会公德与人道主义的表现。

精神健康是人整体健康的一个基本组成部分。精神健康和精神疾病作为连续过程的两端,二者之间同样存在着亚健康状态,它没有达到疾病的严重程度,却处于疾病的边缘。精神活动异常的早期发现与心理行为的支持或矫正,有着重要意义。即使是精神疾病,也非不治之症。

诺贝尔经济学奖的获得者,战胜精神分裂症的人

——约翰·福布斯·纳什(图1-1)

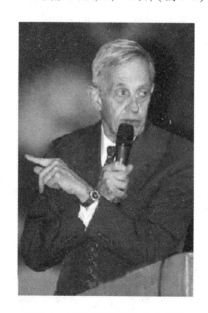

图1-1 纳什2002年在北京讲演

《美丽心灵》,一部感人的电影,在2002年3月获得了奥斯卡最佳影片、最佳导演、最佳改编剧本和最佳女配角4项大奖(图1-2)。这部大片主人公的原型——美国数学家,1994年诺贝尔经济学奖获得者小约翰·福布斯·

1

纳什(Jr. John Forbes Nash)，在2002年度过了74岁生日。回眸往事，他人生坎坷。可以说，他是一位有着卓越贡献的数学天才，可他还曾是精神分裂症患者，而他在妻子的帮助下，最终以理性战胜了精神困扰，摘取了科学桂冠。

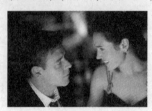

图1-2　《美丽心灵》的
电影海报

　　纳什于1928年6月13日出生在美国。其父为电子工程师、教师，是第一次世界大战的老兵。两岁时，妹妹出生。纳什小的时候与众不同，他孤僻而内向，不合群，不善社交，而其这种性格产生的明显原因很难被找出。纳什的童年没有遭到过虐待、忽略或抛弃等（这些被认为是形成精神分裂气质的童年因素）。相反地，纳什的父母充满爱心，对他照顾有加，使他的童年在许多方面都属于美国小镇有教养阶层的生活模式。在七八岁时，姨妈们就认为纳什是一个书呆子，有点古怪，他似乎总是坐在客厅里埋头读书或者看杂志。纳什曾经透露，他在年少之时一度喜欢虐待动物，甚至有一次他做了一张摇椅，通上电，想让他的妹妹马莎坐上去。他还对邻居的一个小孩搞过类似的恶作剧。

　　纳什的古怪是非常有名的。他喜欢吹口哨，但一位喜欢音乐的数学家觉得听他的口哨是一种折磨。而纳什却把自己吹的口哨录制成一盘磁带，放到这位数学家的录音机里。12岁时他对家中的科学实验兴趣超过学校的功课，14岁时展现出他的数学天分。他曾进入于匹兹堡的卡内基技术（公司）当化学工程师，后来转往数学发展。1949年，在普林斯顿攻读博士学位时完成了一篇关于"非合作博弈"的博士论文和其他两篇相关文章，1950年拿到博士学位。就是这一"非合作博弈"的理论于45年后（1994年）获得了诺贝尔经济学奖。1951～1959年，他在MIT数学中心工作。1957年2月，与艾莉西亚结婚，1958年秋，艾莉西亚怀孕。

　　然而，就在1958年底到1959年初，正当

纳什事业如日中天，前程似锦地进入而立之年的时候，他的精神活动出现异常，产生了严重的幻觉。最初，他的同事们和学生们把他的异常言语当成一种玩笑，但后来他被医生诊断为妄想型精神分裂症。此后的30年时间里，纳什被严重的幻视、幻听以及思维错乱所困扰。幸亏艾莉西亚的爱心呵护和普林斯顿大学诸多朋友、同事们无私的帮助，他才没有流落街头。1959年他辞去了工作。

　　纳什发病时，人们看到他对着走廊里的空气说话。但在纳什的视觉里，他的对面却站着一个活生生的人。

　　纳什告诉亲友，《生活》杂志封面报道的教皇约翰23世其实就是自己。原因之一是，约翰的名字是教皇后来选择的，而23恰又是纳什自己最喜欢的数。

　　在1962年的夏天，他曾把一张给毛泽东的明信片寄到普林斯顿大学数学系。上面的地址是：新泽西州，普林斯顿，范氏大楼转毛泽东。明信片的内容写的是一句关于某个数学问题的神秘评语。尽管当时纳什已在数学界声名远扬，但没有人去破解这句神秘评语的含义，因为当时至少普林斯顿的学者们已经知道，这个伟大的天才正处在自己的狂想世界之中。

　　他有时相信自己是上帝的一只左脚，有时又告诉人们他是南极洲帝国的皇帝。

　　在20世纪70年代到80年代，他常常在普林斯顿大学校园内的黑板前不停地写着各种奇怪的公式，周围没有人愿意和这个苍白消瘦的老头说话。当时，年长的学者认定纳什这辈子完了，而学生也只是在偶尔的机会听说，吃惊地得知这个"疯子"就是大名鼎鼎的纳什。普林斯顿大学之外的人，在经济学课本、进化生物学论文、政治学专著以及数学杂志上见到"纳什"这个词的时候，通常认为这是一位"已经去世"的学者，而不知他正徘徊在普林斯顿大学校园内。

　　纳什"举止古怪，离经叛道"。他曾经想放弃美国国籍，与深爱他的妻子艾莉西亚离了婚，还几乎遗弃了同居女友和亲生儿子，等等。而艾莉西亚仍然继续帮助他。

　　纳什突然精神分裂的原因，至今尚无一个非常有说服力的解释。有人认为是妻子怀孕给他造成了压力，还有人认为是他过于执著地

要论证一个数学界高不可攀的难题——黎曼猜想等等,说法不一。

纳什曾在 McLean 医院被观察过 50 天。他在"狂想世界"里承受过巨大的不幸。在 20 世纪 70 年代末,纳什开始逐渐摒除荒谬的念头,能够克制自己对一些幻觉不去理睬,认识了患病期间一直痴迷于"建立世界政府",不过是自己的狂想而已。他终于回到了清醒的世界,回到数学的研究上,言明自己要在数学方面再做一些贡献。他在诺贝尔奖获得者自传里写道,按照概率,66 岁的人再取得数学成就的可能性不大,但是,因为中间我休息了三十多年的时间,因此可能会违反一些常规。

1994 年 10 月 12 日,纳什荣获诺贝尔经济学奖。当时评奖委员会内部曾出现过争执,但许多学者坚持认为,因患有精神病而剥夺了一个人的获奖权利,是不公正的。正因如此,那一天,瑞典皇家科学院宣布获奖者名单的记者招待会史无前例地推迟了一个半小时才开始。

事实证明,纳什的精神状况在当时已经奇迹般地恢复。按照惯例,获奖后,瑞典国王会和每一位获奖者单独相处几分钟。亲友们都担心纳什会在最后一分钟拒绝走进国王的会客厅。但他最终走进去了,而且隔了 10 分钟才出来。纳什告诉大家,1958 年他和妻子驾车旅行曾经到过瑞典,而那时国王正在上大学,对赛车特别着迷。而且在那个时候,瑞典刚刚从左向行驶改为右向行驶。他和国王用了 10 分钟的时间,探讨的是在道路左边高速行驶会有什么潜在的危险。

随后纳什在乌普萨拉大学发表了患病三十多年来的第一次演说。他讲的是"宇宙不再膨胀的可能性",试图推翻一直以来普遍认为的宇宙膨胀的观点。听众中的物理学家和数学家认为,纳什的想法很有意思,也很有道理。演讲涉及的问题是如此复杂,就连爱因斯坦过去也常常说他只是在头脑非常清晰的时刻才能真正理解这些问题。

纳什与艾莉西亚一起过着幸福的生活。艾莉西亚对纳什一直保留着少女般纯真的爱情。不幸的是,他们的儿子像纳什一样,虽然获得了博士学位,但却声称自己是某个宗教界的伟人,病症和他的父亲非常相似。

通过以上对纳什的初步介绍,我们应能辨识出纳什发病时精神活动异常的主要表现,体会到精神障碍的发生是多因素综合作用的结果,并认识到精神障碍是可以康复的,而康复过程需要本人、医护工作者、家庭、社会的共同努力。

一、精神障碍与精神科护理学

(一)精神障碍的概念

精神障碍是指人在各种致病性因素的影响下,大脑的功能活动异常,导致认知、情感、意志行为等精神活动偏离正常范围,而出现不同程度的心理与行为的异常改变。

精神障碍包括一系列轻重不等的精神活动和行为的异常,即不仅包括精神疾病,还包括亚健康状态。它可给个体带来痛苦,同时可以损害其社会功能。

精神健康

精神健康,又称心理卫生或精神卫生。它是世界卫生组织(WHO)提出的健康概念的重要组成部分。它是指人的认知、情感、意志与行为及其相关的生理机能协调配合,与周围人群及环境具有有效的适应能力,并从中感受到欢乐。精神健康的人能正确判断现实,认识自我,通过学习、工作及日常交流能实现自我,发展自我,表现出符合伦理道德观念和法律的适应性行为。

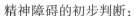

精神障碍的初步判断:

(1)护理对象的行为与所处环境的统一性。如单位开大会,大家都在静静地听一位同志发言,而某人破门而入,歌声悠扬不断……

(2)护理对象的认知、情感、意志行为的协调性与完整性。如一男子,夜深人静,只身坐在房中一角,一言不发,一动不动,表情恐惧,双眼紧盯床上,家人问他,回答说"我的床上坐着一位兔仙,我不能动",想扶他起来,但他肢体僵硬,保持一个姿势到天亮……又如一患者,向熟人表述自己值得炫耀的"业绩与才华"时,使用的却是低沉哀悼的语调。

(3)护理对象个性特征的相对稳定性。如一年长者,颇有修养,但从半年前丧偶以来,出现情绪不稳定,动辄争吵不休,破口大骂……

精神活动及其影响因素

精神活动即心理活动，是人脑在反映客观事物时所进行的一系列复杂的机能活动。它包括认识活动、情感活动和意志与行为活动。每个人的精神活动均因受到下述三方面因素的影响而有所不同：①遗传特性与发育水平因素；②社会环境与历史背景因素；③学习与文化传统因素。例如，人的学习过程就是一个涉及掌握文化与专业的知识、方法和与人合作沟通的技巧以及其在实践活动中综合运用的能力，涉及对做人、对做事（包括专业行为）、对社会的态度以及相应的意志与行为的多方面的精神活动过程。如果你回顾性思考自己、同学以及所熟悉的人的学习过程，会有一定体会。

（4）护理对象在量表测查中的异常性。如结合临床症状，选择使用心理测验量表，得到量化的评估资料，为分析、诊断精神状况提供依据（参见《医护心理学基础》有关章节）。

精神障碍的发生通常只是在认知、情感、意志与行为的某个"点"上发生了障碍，进而可引起一系列相关问题，而并非精神活动的全部混乱。也就是说，其精神活动的表象上并存着不正常与正常成分。如精神分裂症病人在幻听的情况下去伤人，可顺着正常的路径，到达正确的地点，找到他欲伤害的人，并且有时具有特定影响的人还可以阻止他发生伤害性行为。

人的社会功能

人的社会功能主要指人在社会活动方面应当具有的作用与能力。它主要包括四项功能，即遵守社会行为规范的能力；人际交往与沟通的能力；工作、操持家务、学习的能力；生活自理的能力等。临床上，社会功能的下降是判定精神障碍严重程度的标准之一。

对于精神活动的障碍及行为异常，不能以正常人伦理来评判，如表演性行为障碍者的故作姿态与夸张，造成他人的误解；在寒冷的冬季，病人旁若无人地脱光全身，跳到冰上自由自在地滑起来。对此应采取适合的方法，及时帮助其控制异常精神活动，改变异常行为。

（二）精神科护理学的概念

精神科护理学是从护理学角度研究和帮助出现异常精神活动与行为的人并使其恢复或提升精神健康水平的学科，是护理学在精神卫生领域服务的分支。

精神科护理学的学习和应用，是以心理学、行为学、社会学、教育学、伦理学、法学等为基础，与精神医学、其他专业的护理学科交织融合为一整体，服务于具有生理、心理、社会属性的完整的人。所以，精神科护理学与上述学科有着密切的关系。

学习精神科护理学，是为了建立对精神障碍者的正确认识与同情、爱护的基本观念，能自觉维护护理对象的尊严与权益，并形成对不同类型、不同程度异常精神活动与行为的护理对象的初步识别能力，以在临床、社区的护理服务中，提供正确的护理服务。同时也学习与提高了自我心理调试技术，较好地适应工作和生活环境，开展护理工作。

二、精神科护理发展的过去与未来

精神科护理学的诞生和发展，与精神医学整体的发展以及宗教、文化、政治、经济等社会的发展相伴随。其发展的道路漫长而艰难，精神障碍者，特别是精神病人曾蒙受过很多不公正的待遇、歧视，甚至摧残。

（一）医学对精神健康认识的主要历程

我国和古希腊作为世界文明古国，是对异常精神活动认识最早的国家。中医学对精神异常的认识可追溯到殷代，甲骨文上就早有记载；其后在一些古籍医学巨著中亦为多见。西方医学则从公元前1500年开始对精神疾病归因于超自然力，巫医不分；公元前4世纪希波克拉底提出人体内红、黑、黄、白四种体液失衡而致精神疾病的认识。这一漫长的历史阶段中，精神病人被视为"魔鬼附体"，不仅被铁链长期禁锢在条件恶劣的生存环境中，还要强制接受祷告、审讯、符咒、驱鬼等方法进行"治疗"，受烧烙铁、炙皮肤、长针穿舌等可怕的苦刑来处罚"躲藏在躯体内的魔鬼"，成千上万的精神病人受到非人的待遇和迫害。许多病人死于误诊和并发症。

18世纪法国大革命后，唯物主义思想开始占统治地位，随之人道主义逐渐兴起，精神病人开始由医生治疗。第一个被任命为"疯人院"

院长的法国医生比奈尔,大胆地去掉了病人的锁链,使他们重新与人和自然环境相接触。

近半个世纪来,精神医学从疾病分类到病因、治疗等方面都有着快速的进步,并且其研究与工作范围从治疗逐步扩展到预防、治疗和康复的整个领域,目的在于维护与提升人类的精神健康水平,而不再仅仅是治疗精神病院的患者。

(二)精神科护理学的诞生与发展过程

精神科护理学起步晚于精神医学,随着精神医学和护理学的发展而发展。

1. 看护式护理为主的阶段 1860 年,南丁格尔在英国开办了第一所护士学校。基于南丁格尔在《人口卫生管理原则》一书中所强调注意病人的适当睡眠与对病人的态度,以及防止精神病人伤人伤己,采用了看护式护理。

2. 身体和生活环境护理为主的阶段 1873 年,毕业于英国护理学校的理查兹,在美国提出了要以对内科病人护理的同等水平来护理精神病人,着眼于病人身体方面的护理和生活环境的改善。此后,1882 年美国马萨诸塞州马克林医院成立,该院开办了培养精神科护理人员的学校,培养具有保护和管理技巧的精神科专门护士。

3. 症状护理为主的阶段 1890～1940 年间,伴随精神医学的发展,精神科护理的职能开始拓宽,如协助医生观察症状,运用基础护理技术协助医生对病人实施治疗等。特别是20 世纪中叶,在心理和社会科学有所发展的背景下,前苏联医生普普金于 1954 年编写了《精神病护理》一书,详细阐述了精神病人的症状护理和基础护理,强调对病人应亲切、体贴、爱护、尊重,改善病人生活条件,废除约束,恢复病人的权利,组织管理病人参加文娱和劳动治疗,并详细观察记录病人症状,由此开始了以对症护理为主的护理工作。

4. 责任制护理阶段 我国在 20 世纪 80 年代起运用责任制护理的方法护理病人,使病人享受到了连续性的护理,同时专科医院或病房实行了半开放或开放式管理,为患者提供了更好的康复条件。

5. 整体化护理阶段 近年来,我国精神科护理工作推行了整体化护理,更好地适合了人们对精神健康概念深入理解与实际需要的增加,适合了社区对精神卫生服务要求的提高。

精神科护理的研究与实践服务正在同精神医学、医学心理学以及社区工作等一起,共同承担着人们精神健康的预防、治疗、康复、保健之重任。

三、精神科护理面临的重要任务

众所周知,几十年来世界科技与经济的快速发展,在提高人们生活水平的同时,增加了精神压力,精神障碍的发生率有所增加。而且在世界不同的地区,由于经济、文化的发展水平不同,精神障碍者处于不同的医疗护理与生存环境之中。

二十多年来,我国的国民经济持续、快速地发展,现代化建设取得了举世瞩目的成就。但生活环境的变化同样也给人们带来了更大的精神压力;医疗服务水平和手段的很大提高,使社会老龄人群扩大;家庭和人口结构的改变,带来对儿童不良抚养方式的增多,等等。这些变化可引发更多的精神障碍发生,造成社会公共卫生问题,需要正视下面的惊人数字:

(1) 1993 年抽样统计结果,我国重性精神障碍患病率为 13.47‰,即精神病患者总人数约为 1600 万(中国/世界卫生组织精神卫生高层研讨会资料,1999 年)。

(2) 1993 年两次全国大规模调查推算结果,我国 14 岁以上人口中,精神分裂症病人约 600 万,大约每 60 户居民中就有一位病人,而且病人总数有逐年上升趋势(中国/世界卫生组织精神卫生高层研讨会资料,1999 年)。

(3) 1999 年根据 WTO 保守估计推算,我国抑郁症者约为 3600 万,其中自杀发生率为 5%～15%(中国/世界卫生组织精神卫生高层研讨会资料,1999 年)。

(4) 估计中国平均自杀率为 23/10 万,每年自杀死亡人数为 27.8 万。在中国,自杀死亡占全部死亡人数的 3.6%,而且是第五位最重要的死亡原因。在 15～34 岁人群中,自杀是第一位死因,占相应人群死亡的 19%。女性自杀死亡率比男性高 25%,这主要是因为农村年轻女性的自杀率高。农村人口的自杀率是城市的 3 倍,不同性别、不同年龄以及不同年份同样存在这一差异(费立鹏,《中国的自杀现状:1995～1999 年》)。

精神卫生问题如此严峻,它在疾病总负担中排位第一,引起中国政府和社会各界的极大关注。2001年3月,时任国家主席的江泽民在给世界卫生组织总干事布伦特兰博士的信中指出:"精神障碍已经成为全球性的重大公共卫生问题和较为突出的社会问题",强调要"动员全社会,努力为精神障碍患者重返社会创造适宜的环境"。每年10月10日是世界精神卫生日,我国组织各种各样的活动,宣传正确的精神卫生观念与知识。如2002年我国精神卫生日的宣教主题为:"精神健康,从了解开始",就是要在精神卫生问题日渐突出的情况下,通过公众教育,号召全社会共同关注精神健康,科学地认识精神障碍,消除偏见,尊重精神障碍者的人格尊严,保证他们的权利,帮助他们与人们交往,为社会做出贡献。精神专科与非本专科的医务工作者(包括护士)、社会工作者,乃至全社会应共同努力,完善医院、社区、单位的精神卫生服务网络,提高服务质量,改善服务环境,降低精神障碍的发病率和病残率,促进精神障碍者治疗和康复,提高我国人民的生活质量。

精神障碍者生存状况的今昔(图1-3~1-9)

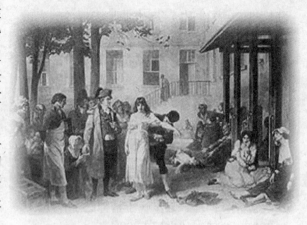

图1-5　18世纪,法国"疯人院"院长比奈尔去掉精神病人的锁链,使他们重新与人和自然环境相接触

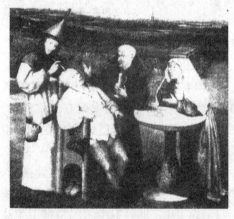

图1-3　中古世纪之头部钻洞驱魔法

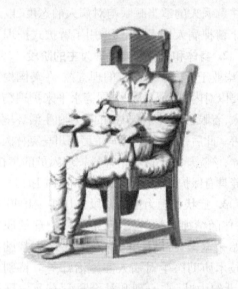

图1-6　19世纪约束精神病人的镇静椅

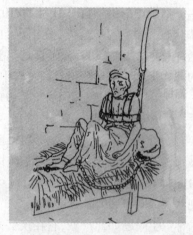

图1-4　中世纪,精神病人被约束在恶劣的环境中

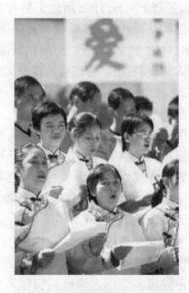

图1-7　精神病人康复舞台齐放歌

笔记栏

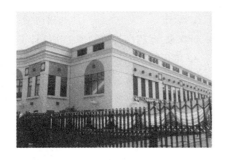
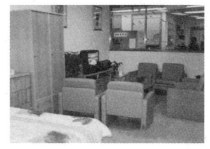
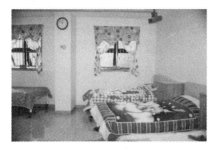
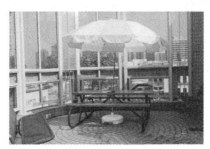

图 1-8 中国香港精神病专科病房的环境

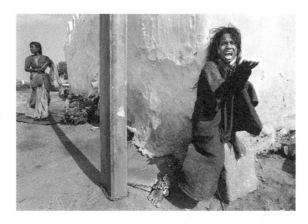

图 1-9 尽管 WHO 设立世界精神卫生日已经 11 年,但在国外某地区的精神病患者仍在企盼救治(图中女性,18 岁。她的母亲不得不用铁链把她拴在墓穴旁边一根柱子上。当地习俗认为,把等待救治的精神疾病患者拴在墓穴边会有助于治疗)

　　精神障碍是真实存在,它包括不同程度的精神活动与行为异常。它带来痛苦,可能造成残疾。不要害怕精神病患者。每个人都有可能发生这种问题。应当重视早期的警告征象。

　　对于是否精神障碍的初步判断,需要综合分析。注意不要用正常人的伦理来评判精神障碍者的异常精神活动与行为。要尊重他们的尊严,保证他们的权利。以适合的方法及时帮助他们,与他们交往,在非伤人的情况下不应该将他们隔离或限制。

　　要同等对待身、心两方面的健康问题,勇于消除偏见。要相信精神卫生保健是人人关注的一项基本卫生问题,保证精神障碍者得到公平的关爱。

　　精神科护理学是从护理学角度研究和帮助出现异常精神活动与行为的人,使其恢复或提升精神健康水平的学科。学习精神科护理学,精神专科和非专科护士与其他医务工作者共同面临着维护与提升精神卫生水平的艰巨任务。

小 结

笔记栏

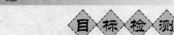

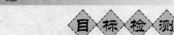 目 标 检 测

一、名词解释

1. 精神障碍　2. 精神科护理学

二、选择题

1. 每年的哪一天是世界精神卫生日　（　）
    A. 9 月 20 日　　　　B. 10 月 20 日
    C. 10 月 10 日　　　　D. 12 月 10 日
2. 第一个被任命为"疯人院"院长的是法国医生（　）

A. 比奈尔　　　　　B. 卡特尔
C. 纳什　　　　　　D. 弗洛伊德

3. 近年来,我国精神科护理工作推行了　　（　）
    A. 责任制护理　　　B. 症状护理
    C. 整体化护理　　　D. 看护式护理

三、简答题

1. 对精神障碍进行初步判断。
2. 学习精神科护理的意义。

 笔记栏

第 2 章　精神障碍的病因与常见症状

学习目标

1. 说明与精神障碍发生有关的因素
2. 初步识别精神障碍的临床常见症状

李同学，某高校大学一年级新生。最近到校医院看病，自述失眠，会胡思乱想，无法与同学沟通。校医见其眼神呆滞、精神不集中，认为有异常现象而转至精神病医院求助。据李同学的母亲表示可能因刚上大学，换了新环境，故不太适应。另外，李母告诉医生，李同学的父亲是位"精神分裂症"患者，李母非常担心孩子会被遗传。交谈中医生发现李同学总觉得耳旁有人在说话，想事情时会脑中突然一片空白，当班上同学在讲话时，他会认为他们是在谈论自己。李同学自认内向，不善与人交往，喜与人比较，当不如人时即会失眠，失眠后则心情浮躁，注意力无法集中。你想知道李同学的可能病因吗？他所出现的又是什么症状？

第 1 节　精神障碍的病因

精神障碍的病因学是一个复杂而又十分重要的课题。半个多世纪以来，对精神障碍的病因曾做了大量的探索性研究。现时比较普遍的认识是精神障碍的发生多由复杂多样的生物、心理与社会等多因素所致(图2-1)。

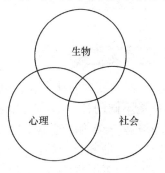

图 2-1　精神障碍病因的生物-心理-社会模式

（一）生物学因素

1. 遗传因素　目前已经证明，遗传因素是造成精神障碍的重要因素之一。如精神分裂症、情感性精神障碍、人格障碍、精神发育迟滞的某些类型和偏执性精神障碍等，常具有明显的遗传倾向。而且血缘关系愈近，发病率愈高。

> **遗传与精神障碍**
>
> 同卵双胞胎发生精神分裂症的同病率为50%，而异卵双胞胎为10%。由此可见，精神障碍与遗传有相当密切的关联。当然，遗传性能否显现，还取决于病前和发病当时社会环境的影响。

2. 性格因素　性格特征是指个体在先天的禀赋素质和后天社会环境的共同作用下所形成的心理特征。它与精神障碍的发生密切相关。

> **性格与精神障碍**
>
> 30%～50%精神分裂症患者在发病前无心理因素作用，而其病前就已具有分裂性人格。又如对情感性精神障碍与循环型人格之间关系的研究表明，外向性人格易患情感性精神障碍，而内向性人格易患精神分裂症。巴甫洛夫的神经类型学说将高级神经活动过程分为四种类型，精神分裂症和癔症患者接近其中的弱型，情感性精神障碍接近强不均衡型。巴甫洛夫还根据第一信号系统和第二信号系统的关系，将人的气质分为三类，而癔症患者多见于其中的艺术型，强迫性神经症患者见于思维型，神经衰弱患者见于中间型。但体质和性格特征与精神障碍发生的相关性，还受到生后的家庭教养、学校教育和社会环境等的影响。

3. 性别和年龄因素
（1）性别因素：精神障碍在男性或女性的

9

发生比例上有明显的差异。女性由于性腺分泌和某些生理过程的特点,如月经、妊娠、分娩、泌乳和产褥等影响,较多见于情感性精神障碍和恐惧症等。而男性则多见于酒瘾、药物依赖、反社会人格等。另外,男性患颅脑外伤、动脉硬化、性病的机会较多,往往易出现相应的精神障碍和神经症。

（2）年龄因素:年龄是某些精神障碍的重要发病条件,在临床上不同的年龄可发生不同的精神障碍。儿童期由于精神和躯体发育尚未完全成熟,缺乏控制自己的情感和行为的能力,容易出现发育障碍,如孤独症(自闭症)、多动症等。青春期由于内分泌系统特别是性发育的逐渐成熟,而自主神经系统不稳定,容易出现强迫症、癔症、情感性精神障碍和精神分裂症等。中年期正处在脑力和体力最活跃、最充沛的时期,思维活动丰富,如遇生活应激事件,易引起妄想观念、抑郁性疾病、心身疾病等。更年期主要由于内分泌系统和其他生理机能的减弱或开始衰退,可导致情感脆弱,易激动、伤感、多疑等,故容易出现抑郁、焦虑、妄想等状态和自主神经功能障碍。老年期脑和全身的生理功能处于衰老过程,各系统和精神活动等都出现衰退,使脑动脉硬化性精神障碍、老年性痴呆等的发病率迅速增加。

4. 器质性因素

（1）感染:由细菌、病毒、螺旋体、原虫等病原体引起的各种急、慢性躯体感染和颅内感染均可导致脑功能或脑器质性病变,从而引起各种精神障碍。常见的感染有肺炎、脑膜炎、伤寒等。

（2）躯体疾病:由于内脏各器官或内分泌、代谢、营养、结缔组织和血液系统疾病,均可直接或间接地损害大脑功能和结构,从而引起精神障碍。如肝性脑病、肾性脑病、糖尿病、系统性红斑狼疮、皮肌炎等疾病伴发的精神障碍。

（3）颅脑疾病和损伤:颅脑损伤(脑震荡、脑挫伤、脑血肿)、颅内肿瘤、脑变性疾病等是引起脑器质性精神障碍的主要原因。

（4）精神活性物质伴发的精神障碍:某些外源性毒性物质侵入体内,可造成中毒或依赖,如医用药物中的镇静药、催眠药、阿托品等;成瘾药物中的大麻、阿片类等,均可影响到中枢神经系统,导致精神障碍。

5. 神经内分泌的改变　神经递质和激素

的改变与精神障碍有一定的关系。

神经生物化学与精神障碍

实验证明,精神分裂症患者脑中的多巴胺有过度活动的现象;抑郁状态可能与脑中去甲肾上腺素及5-羟色胺缺乏有关;而躁狂状态患者中枢去甲肾上腺素过高;经前期紧张综合征的发生与垂体催乳素分泌过多有关;更年期及产后常易发生抑郁症,可能是因雌激素与黄体酮不平衡所引起。

（接链）

（二）心理性因素

心理分析理论认为,心理未能解决的冲突,可引起不正当的心理防卫机制,使情绪等心理活动发生异常,还可以影响躯体健康状况,造成心身疾病。

1. 生活事件因素　生活事件指来源于生活中的,对个体构成重大精神刺激或精神创伤,引起应激反应的各种事件。人的一生,从儿童到老年,必然经历一些重大生活事件,均可促发神经症、心因性精神障碍等各种精神障碍。

古代医学中的心理因素与精神障碍

公元前的祖国医学论著中,就提出了有关"七情"内伤论述,论及剧烈的情绪变化和躯体疾病的发生有内在密切的联系。即所谓:"大怒伤肝,大喜伤心,思虑伤脾,悲忧伤肺,惊恐伤肾"。

古希腊医学家希波克拉底亦论述了情绪和性格类型对疾病和健康的影响。

（接链）

---

2. 自然灾害因素　强烈而急剧的应激事件,如地震、洪水、火灾、车祸、亲人意外亡故等,多可迅速导致应激反应或直接引起精神障碍。

（三）社会文化因素

个体处于经常变动的社会环境中,在生命不同时期接受不同的社会影响。如童年期的家庭教养和环境;青年期的学校教育和社会活动;成年期社会环境和生活影响等。此外,人的社会经济地位、文化差异、突出的生活事件、社会动荡等社会因素,也对精神障碍的产生有

笔记栏

着一定影响。良好的社会因素对心理健康产生保护作用,不良的社会因素则对心理健康产生致病作用。

1. 环境因素 是指社会上或环境中应激事件的影响。如大气污染、噪音、交通混乱、居住拥挤、环境污秽、人际关系紧张、社会变动巨大等因素,可增加心理和躯体应激,使人们长期处于烦闷、紧张、兴奋或焦虑、抑郁、不安等状态下,易患心身疾病、神经症或精神障碍等。

2. 文化因素 民族文化、社会风俗、宗教信仰、生活习惯等与精神障碍的发生有着密切关系,不同的文化和环境背景下所产生的精神障碍的症状、内容多不相同。如文化水平偏低人群的地区所见到的幻觉、妄想的内容多简单,常与迷信、封建思想活动有关,其妄想内容多为被害、化身附体等;幻觉往往以神、鬼、鼠、狐、兔、蛇或死亡的家人、亲属等形象为多;而高文化水平人群的妄想常以电波、光线、电子、卫星、物理性仪器遥控等居多。

3. 移民因素 到国外或到本国的陌生地区居住的移民或难民,都可出现精神障碍。其主要原因是由于移民或难民怕失业、怕歧视、怕疾病等,且面临言语不通、生活困难、环境改变等诸多适应上的问题。

第2节 精神障碍的临床常见症状

人的正常精神活动可按心理学概念分为认知过程、情感过程、意志行为过程。认知过程又由感觉、知觉、思维、注意、记忆、智能等组成。精神障碍的症状也按以上三个过程将其概括为认知障碍(感知障碍、思维障碍、注意障碍、记忆障碍、智能障碍);情感障碍和意志行为障碍等类别。

一、认知障碍

(一)感觉障碍

感 觉

感觉是人对外界客观事物个别属性的感知(如光、声,物体的形状、软硬)和躯体的各种主观感受(如疼痛感、温度感等)。

1. 感觉增强 指对外界一般强度的刺激感受性增高。即弱刺激产生强感觉。如对柔和的光线感到刺眼,微风的声音感到震耳,普通的气味感到异常浓郁刺鼻,皮肤的触觉和痛觉也都非常敏感。多见于神经症、更年期综合征、感染后的虚弱状态等。

2. 感觉减退 指对外界刺激的感受性降低。如对强烈的疼痛或者难以忍受的气味感觉不敏感。严重时对外界刺激不产生任何感觉,称为感觉消失。见于各种程度的意识障碍、抑郁状态、木僵状态等。感觉消失较多见于癔症。

3. 感觉倒错 指对外界刺激产生与正常人不同性质或相反的异常感觉,如对冷刺激产生灼热感,用棉球轻触皮肤时患者产生麻木感或疼痛感。多见于癔症。

4. 内感性不适 指躯体内部产生某种异常的、不舒适的感觉。如感到某种牵拉、挤压、撕扯、游走、虫爬行特殊感觉,其特点是不能明确指出体内不适的具体部位及程度。多见于神经症、抑郁状态、颅脑外伤性精神障碍、精神分裂症。

(二)知觉障碍

知 觉

知觉是人对外界客观事物各种属性及其相互之间关系的整体感知。如一幅画、一张桌子。

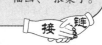

1. 错觉 是对外界客观事物歪曲的知觉。如将窗外的树看成人,把地上的草绳看成蛇等。正常人偶然在光线暗淡、恐惧、紧张时也可产生错觉,但通过验证可纠正和消除。

2. 幻觉 是在没有客观事物或缺乏现实刺激作用于感官的情况下而出现的知觉体验,是一种虚幻的知觉体验。如在四周无人的情况下,患者听到有人在议论他的谈话声音,甚至辱骂、命令他,或看到某人就在窗外绿地上站着与他对视。幻觉是常见的知觉障碍。根据感觉器官的不同,幻觉可分为听幻觉、视幻觉、嗅幻觉、味幻觉、触幻觉、内脏性幻觉。

3. 感知综合障碍 指对事物的本质能够

正确感知,但对它们的个别属性产生了歪曲的知觉。如形状、大小、比例、距离等。它与错觉不同,错觉中被歪曲的常是事物的整体及其基本性质。常见以下几种表现形式:

(1)视物变形症:患者对某个客观物体的形状、大小、颜色等产生了错误的感知。如一位患者看到他父亲的脸变得很长,眼睛很小。

(2)空间感知综合障碍:患者距离感产生异常,不能准确地判断周围物体与自己之间的距离,如将近物看得较远,或将远物看得很近。

(3)时间感知综合障碍:似曾相识是指在感受新鲜事物时,有一种早已体验过的熟悉感。旧事如新是指对本来很熟悉的人或事物,有一种初次见面的陌生感。

(4)非真实感(现实解体):患者感到外界事物或周围的一切变得模糊黯淡、不清晰、缺乏真实感。可见于精神分裂症、中毒性或颅脑损伤所致的精神障碍。

(5)自我感知综合障碍:患者感到自己的躯体或某一部分发生了长短、粗细、大小、形态等明显改变。可见于精神分裂症、癫痫性精神障碍。

(三)思维障碍

思维障碍是精神障碍患者的常见症状,其临床表现多种多样,但主要可分为思维形式障碍和思维内容障碍两类。

> ### 思　维
>
> 思维是人脑对客观事物间接概括反映事物本质的认知活动,是人类认知活动的最高形式。直接反映客观事物的思维称为形象思维;反映客观事物共同属性和内在联系,基于概念的思维称为抽象思维。正常思维的特征:①具体性;②目的性;③实际性;④实践性;⑤逻辑性。言语和文字是思维的主要表达形式,而行为受思维活动的影响。

1. 思维形式障碍　包括思维联想过程障碍及思维逻辑障碍。

(1)思维奔逸:思维联想极度兴奋,其联想速度加快,语言增多,新的概念不断涌现,内容丰富,表现为滔滔不绝、出口成章。思维有

一定的完整性,但思维主题极易受环境的吸引而改变,称随境转移;也可随出现的词汇同音或同意而转移话题,称音联意联。常见于躁狂状态。

(2)思维迟缓:这是一种抑制性的思维联想障碍。与上述思维奔逸相反,表现为联想缓慢,思考问题费力,语量少、语速慢、语音低。如对一个简单的问题要思考很长时间才能回答上来,强烈地感觉到"脑子不灵了,反应迟钝",并为此而苦恼。常见于抑郁状态。

(3)思维贫乏:以思想内容空虚且概念贫乏为主要特征,表现为沉默少语,交谈时内容空洞、单调,因而难以进行深入的交流。如自觉"脑子空虚,既没有什么可想的也没有什么可说的",对此漠然处之。常见于精神分裂症,也可见于脑器质性痴呆状态。

(4)病理性赘述:以思维进程黏滞、枝节联想过多为主要特征。表现为在叙述某一事物时,对细节问题做不必要的、过分详细的赘述,以致主题不突出,不能扼要地描述一件事,但不离题。常见于癫痫、脑器质性精神障碍及精神分裂症。

(5)思维松弛:联想范围过于松散,思维内容缺乏一定的逻辑联系。表现为交谈无固定主题,内容散漫,或多个主题之间毫无联系,以致使人感到交谈困难,对其所述的主题及用意不易理解。多见于精神分裂症。

> ### 诡辩性思维、重复言语和刻板言语
>
> **诡辩性思维**:做空泛的、漫无边际的、缺乏现实意义的议论,或貌似合理而实际无效的议论和探索。语句的文法结构是正确的,但给人以牵强附会、强词夺理、似是而非、诡辩的印象。多见于精神分裂症及某些人格障碍的人。
>
> **重复言语**:总是重复一句话的最末几个字或词,不因当时环境影响而产生变化。如重复说:"这是一个什么问题,问题,问题……"多见于脑器质性疾病及癫痫伴发的精神障碍。
>
> **刻板言语**:机械而刻板地重复某一无意义的词或句子。如总是重复"给我做手术吧!给我做手术吧……"

(6)思维破裂:为思维松弛的进一步加重。在意识清晰的情况下,表现为思维内容缺乏内在的连贯性和应有的逻辑性。句与句之

间,其至词与词之间无任何联系,往往是一些语句的堆积,严重时可形成语词杂拌。见于精神分裂症。

在严重意识障碍时出现上述症状,称思维不连贯。

(7)病理性象征性思维:是形象概念与抽象思维之间的联想障碍,如以某些具体的概念、词句、事物或动作来表示某一抽象的概念,别人无法理解。多见于精神分裂症。

(8)语词新作:自创一些文字、图形或符号,并赋予只有自己能够理解的特殊意义。如"岁"指一昼夜,男/女＝离婚。多见于精神分裂症青春型。

2. 思维内容障碍　包括妄想、超价观念及强迫观念。

(1)妄想:妄想是思维内容障碍中最常见的症状。

妄想是一种在病理基础上产生的歪曲的信念、病态的推理和判断。其特点为没有事实根据,并与所受的教育程度及处境不相符合,但患者对此坚信不移,无法说服,也不能以亲身体验和经历加以纠正。

妄想可分为原发性妄想和继发性妄想。

原发性妄想是指妄想突然发生,无任何心理上、情绪上的因素,与既往经历和当时现实处境缺乏联系,是直接的、突然的、无中生有的病理信念。

继发性妄想是指在错觉、幻觉或情绪障碍(如紧张、恐惧、情感低落或高涨)及某种愿望的基础上而产生的。如由于幻听认为有人要害她而产生被害妄想,抑郁状态时的罪恶妄想,躁狂状态的夸大妄想。

临床上常见的妄想有以下几种:

1)被害妄想:坚信自己或其亲人遭受迫害。如认为有人采取监视、诬告、跟踪等手段陷害他,或用放毒、仪器照射等摧残伤害其身体。在妄想的支配下可拒食、拒药、逃跑、控告、自卫、自杀、伤人等。常见于精神分裂症、抑郁状态等。

2)关系妄想:坚信周围环境中与他无关的现象都与他有关,甚至是针对他的。别人的一举一动、一言一行,都是别有用心地"针对"他的,或在"暗示"、"影射"他。多见于精神分裂症。

3)夸大妄想:坚信自己有非凡的才智、巨额的财富,是伟大的发明家。多发生在情绪高涨的背景下。常见于躁狂状态、麻痹性痴呆等。

4)罪恶妄想:毫无根据地坚信自己犯了严重的错误或不可宽恕的罪恶,应受到严厉的惩罚。为此可拒食、自杀、自首或要求劳动改造赎罪等。常见于各种抑郁状态、精神分裂症。

5)疑病妄想:无任何医学依据而坚信自己患了某种严重的躯体疾病或不治之症。此妄想多继发于幻触或内感性不适。常见于精神分裂症、抑郁状态和老年期精神障碍。

6)钟情妄想:坚信某异性钟情于自己,因此整日追求纠缠,即使遭到对方严词拒绝仍毫不置疑。多见于精神分裂症。

7)嫉妒妄想:无中生有地认为自己的配偶对自己不忠实,另有新欢,因此,对配偶的行为和物品加以检查或跟踪。多见于精神分裂症、慢性酒精中毒性精神障碍等。

8)影响妄想:体验到自己的思维、情感、意志行为等精神活动不能由自己支配,而是受别人的控制和操纵,或认为有外力刺激自己的躯体,产生了种种不舒服的感觉。多见于精神分裂症。

9)内心被揭露感:确信自己内心所想的事,未经言语表达却已尽人皆知。常见于精神分裂症。

(2)超价观念:指由某种强烈情绪强化了的并在意识中占主导地位的观念。从现象上看超价观念类似妄想观念,但在其形成过程中有一定的事实做基础,由于伴有强烈的情感体验,患者对某些事实做出偏激的、片面的、超乎寻常的判断,并坚持这种观念,从而影响其行为。虽可被患者坚持,但不像妄想那样坚定不移。多见于人格障碍、心因性精神障碍。

(3)强迫观念:又称强迫性思维。指某种思想或观念在思维中持续存在,并不可抗拒地反复出现。明知这种想法没有必要,但却无法控制,也不能摆脱,为此感到十分痛苦。多见于强迫症。

(四)注意障碍

1. 注意增强　为主动注意增强。病态的

注　意

　　注意是指意识(人的精神活动)对某一事物的指向性。它不是一种独立的心理过程,而是和感觉、知觉、思维、记忆等相联系的。注意一般可以分为两种:一种是被动注意,是不自主的、不需要任何努力的、自然的注意过程。它是人类对外界刺激简单的原始性反应。被动注意的产生决定于外界刺激的强度,即强度愈大,愈易引起被动注意。另一种是主动注意,是人们主观上主动的注意过程。它具有一定的自觉性、目的性和指向性。主动注意需要主观的努力才能够完成。它与人类的意志活动、对周围环境的主动适应紧密联系;其目标与个人的思想、情感、兴趣及既往体验有关。

记　忆

　　记忆是人脑对既往经验的认知和回忆。它包括对事物的识记、保存、再认和回忆四个基本过程。也可以说就是:记住、不忘、认得和回想起来,四者既相互关联而又密切组合。记忆的过程与遗忘的过程是同时存在的。遗忘的规律是:近期识记的事物先遗忘,再逐渐发展为对远期记忆的遗忘。

　　注意增强是指过分集中注意某事物,且细微周到。如常常过分地注意看他所怀疑对象的举止、行为,甚至是某些微小的细节,并保持高度的注意和警惕。由于注意的增强,可加强或促进精神障碍性症状的发展。

　　2. 注意减弱　即主动注意和被动注意的兴奋性减弱或松懈。注意力难以在较长时间内集中于某一事物,而且注意的范围和稳定性也显著下降。可出现记忆的减退。多见于过度疲劳状态、神经衰弱、脑器质性精神障碍或意识障碍状态等。

　　3. 注意转移　指被动注意兴奋性增强,注意的稳定性下降,易于唤起,但不能持久,注意的对象不断转换。多见于躁狂状态。

　　4. 注意涣散　指主动注意明显减弱,即注意力不集中。不能长时间把注意集中于某一事物,注意力易于分散。可见于神经衰弱、精神分裂症等。

　　5. 注意狭窄　指注意范围显著缩小,主动注意减弱。当集中注意于某一事物时,其他本应引起注意的事物被排除于注意之外。主要见于朦胧状态和某些痴呆患者。

(五) 记忆障碍

　　记忆障碍可以发生在识记、保存、再认和回忆过程的不同部分,通常是同时受损,而其受损的严重程度可以不同。常见的记忆障碍有:

　　1. 记忆增强　为病理性的记忆增强,表现为对病前早已遗忘的、而且并不重要的事情又重新回忆起来,甚至连细微的情节也不遗漏。如能回忆5年前住院时的一些生活细节,而且准确无误。常见于躁狂状态。

　　2. 记忆减退　是指识记、保存、再认和回忆过程的普遍减退。对既往经验或对自己有重要意义的事件难以回忆,或一切新印象转瞬即逝。远、近记忆可同时或分别发生障碍。但多先有近记忆的减退,逐渐发展到远记忆的减退。多见于神经衰弱、脑动脉硬化和其他脑器质性损害的患者,也可见于许多正常老年人。

　　3. 遗忘　遗忘不是记忆的普遍性减退,而是局限于对某一特定时间内经历或某一特定事件的遗忘,故又称为"记忆的空白",是一种回忆的丧失。常见的有以下几种:

　　(1) 顺行性遗忘:多见于老年性精神障碍。指患者回忆不起疾病发生后一段时间内所经历的事件,遗忘的时间和疾病同时开始。如某患者被汽车撞伤头部,恢复后对于如何被送入医院、住院期间如何治疗、康复等一切情况均不能回忆。

　　(2) 逆行性遗忘:多见于脑卒中发作以后、颅脑损伤伴有意识障碍者、自缢后经抢救意识恢复者、老年性精神障碍及一氧化碳中毒时。指不能回忆起疾病发生前一段时间的经历。如某人自缢,经抢救意识恢复后,不能回忆自杀前用何种工具、在何处自杀,并且否认有自杀的事情。

　　(3) 进行性遗忘:主要见于老年性痴呆。指遗忘日趋严重,由近事遗忘发展到远事遗忘,同时伴有日益加重的痴呆和淡漠。

　　(4) 心因性遗忘:多见于癔症。指由严重而强烈的心理创伤而导致对特定事件的遗忘。如某患者被领导错误地批评后,表现为不能行走,同时"记不得"一起工作多年的同事的名字。

4. 错构　是一种歪曲的或错误的记忆。将既往生活经历中实际发生过的事件,在时间、地点、人物等方面发生错误,并信以为真,且伴有相应的情感反应。可见于精神发育迟滞、酒精中毒性精神障碍、脑器质性障碍及外伤后的痴呆状态。

5. 虚构　是一种虚幻的记忆。将从未发生过的事件或经历,回忆为确有其事。事实上是在遗忘的基础上,用虚构的"事实"来填补他所遗忘的那片空白。内容可能很生动,但带有荒谬色彩,常瞬间即忘。多见于酒精中毒性精神障碍、外伤性精神障碍、中毒性精神障碍、老年性精神障碍及麻痹性痴呆。

6. 似曾相识症和旧事如新症　似曾相识症是在面对一个新人和新事物时,有一种似乎见过面或早已经历、体验过的熟悉感。而旧事如新症是对自己既往曾多次体验过的事物有似乎从未体验过的生疏感。多见于癫痫患者。

(六) 智能障碍

智　能

智能是一个人运用以往获得的知识和经验,用以解决新问题、形成新概念的能力。智能活动与感知、思维、注意、记忆有密切关系。智能的高低取决于两个条件,一是先天素质,即大脑的结构;二是后天获得的,即与所受教育和训练有关。

临床上在判断一个人的智能水平或是否存在智能障碍时,一般要检查患者的知识程度、计算力、理解力、分析能力、创造能力及记忆力等。

智能障碍可分为精神发育迟滞和痴呆两种类型。

1. 精神发育迟滞　指由于先天因素、围生期因素或在大脑生长发育成熟之前,由于各种致病因素(缺氧、感染、中毒、外伤、内分泌异常等)导致脑的正常发育受到阻滞,使智能发育停留在低于同龄儿童的水平,随着年龄的增长,智力仍低于同龄人群的水平。智力测验智商(IQ),正常值为 90~110;70~89 视为边缘智力;69 以下为智力低下。

2. 痴呆　指大脑智力发育成熟以后,由于各种致病因素(如感染、中毒、外伤、神经退行性病变等)所导致的以智力严重减退为主的综合征。

(1) 全面性痴呆:大脑的主要病变为弥散性器质性损害,各种智能活动均受到损害,并且常发生人格破坏和定向力障碍。患者对于痴呆缺乏自知力。

(2) 部分性痴呆:大脑器质性病变仅限于某些区域或部位。智能降低仅限于记忆力、理解力及分析综合能力,其他智力尚保持较好,人格保持完整,有良好的定向力,对于痴呆具有一定的自知力。常见于脑动脉硬化性痴呆、脑外伤性痴呆等。但随着疾病的发展及病程的迁延,最终仍以全面性痴呆而告终。

(3) 假性痴呆:指由强烈的心理创伤所引起的功能性精神障碍,大脑组织结构无器质性损害,通过适当的心理或药物治疗能够恢复。一般持续时间不长,预后良好。这些均与真性痴呆有明显的不同,故称为假性痴呆。主要有心因性假性痴呆和童样痴呆两种表现形式。

心因性假性痴呆:临床表现特点为近似回答。对一些非常简单的问题,给予近似而非的问答。主题正确,但内容却异常荒谬,误给人以一种故意做作或开玩笑的印象。如问:"3 + 1 = ?",答:"3 + 1 = 5";问:"你有几只手?",答:"有 5 只手"。再如将火柴倒过来划,把裤子当作上衣穿。但在生活中却能解决较复杂的问题,如下象棋、打扑克牌,一般生活也能够自理。常见于癔症、反应性精神障碍。

童样痴呆:指精神活动回复到童年时代。表现为类似儿童一般的稚气,学着幼童讲话的声调,自称"小宝宝才三岁",逢人叫"阿姨"、"叔叔"等。多见于癔症。

(七) 定向力障碍

定向力障碍是意识障碍的一个重要标志,也是意识障碍和痴呆状态的常见症状之一。

1. 时间定向障碍　不能确认当前所处的时间,分不清白天或黑夜,早晨或黄昏;也可表现为分不清年月日、季节等。见于有意识障碍的各种疾病、精神分裂症、麻痹性痴呆。

2. 空间定向障碍　不能确认当前所处地方和环境,分不清门窗的方向,找不到房间出口,或出门后找不到归路,经常走错居住的房间和床位。见于意识障碍、记忆障碍和痴呆患者。

定 向 力

定向力是指一个人对周围环境和自身状态的认识能力。前者称周围环境定向力,后者称自我定向力。

1. 对周围环境的认识能力,包括以下三点:

(1) 时间:了解当时的年、月、日,星期几、上午或下午,白昼或夜晚。

(2) 地点:了解当时所处的地点,如学校、医院、工厂等。

(3) 人物:了解在其周围环境中其他人物的身份及与患者的关系。如医生、护士、父母、兄弟姐妹等。

2. 对自身状况的认识能力:患者知道自己的姓名、年龄、职业等。

3. 自我定向障碍 对自己的姓名、年龄、职业等自身情况的认识发生障碍,常见于意识障碍。在意识清晰的情况下,对自身状态认识障碍多继发于其他精神症状,如受幻觉妄想支配,声称自己是某某人;本是男性则称是女性;本名张三却自称李四。见于精神分裂症。

(八) 自知力丧失

自 知 力

自知力,又称领悟力或内省力,是患者对其自身精神状态或精神症状的认识能力。即是否承认自己有精神障碍;是否能说明自己目前及既往表现中有哪些精神症状;是否能对这些精神症状进行实事求是的分析和批判;能否认识到导致精神障碍的主要原因。

神经症患者一般自知力完整,能够认识到自己的疾病症状,并主动求医治疗。各种重性精神障碍患者在疾病发展阶段一般均否认自己有精神障碍,拒绝住院和治疗,此时自知力缺乏或自知力不完全;随着治疗的进展及病情的好转,自知力可逐渐恢复,而具有部分自知力;经治疗病情缓解后,自知力可完全恢复。因此,自知力的完整与否是评定精神障碍严重程度的标准之一,也是病情变化的一个敏感指标。在治疗过程中要经常评定自知力,以确定治疗效果。

二、情 感 障 碍

情 感

情感是人们对客观事物的主观态度和相应的内心体验,如喜、怒、哀、乐、爱、憎等情感体验。情感可以通过面部表情、言语、声调、姿态及动作等表现出来。如听到一个好消息时,人们会产生高兴和喜悦的体验,并表现出喜悦的表情;而遇到伤心的事情时,人们则会产生悲哀和痛苦的体验,并流露出忧愁的表情。正常情况下情感具有指向性、稳定性、深刻性、效能性四个特征。

1. 情感高涨 是正性情感活动的显著增强。表现为欢欣喜悦、喜笑颜开,自我感觉良好。喜欢与人交往,对任何事都感兴趣,高度自信,甚至夸大自我。因其内心体验与周围环境协调一致,故能被他人理解,可产生共鸣,具有很大的感染力。多见于躁狂状态。

2. 欣快 是一种正性情感增高的表现。面部表情也反映出满意和幸福愉快的体验,但因其是发生在智能障碍的基础上,因此,给人以呆傻、愚蠢的感觉,且难以引起正常人的共鸣,同时患者自己也说不清高兴的原因。多见于脑器质性精神障碍。

3. 情感低落 是负性情感增强的表现。情绪低沉,整日忧心忡忡、愁眉不展、唉声叹气,重则忧郁、沮丧、悲观绝望,感到自己一无是处,以至于兴趣索然,外界的一切都不能引起他的兴趣,仅增悲伤。因而常自责自罪,甚至出现自杀观念和企图,多见于各种抑郁状态。

4. 焦虑 是一种无明显客观因素或充分根据和理由的对自身安全或躯体健康状况过分担心和紧张恐惧的情感。表现为坐立不安、搓手顿足、唉声叹气、惶惶不可终日。常伴有心悸、出汗、尿频等自主神经功能紊乱症状。多见于焦虑性神经症、更年期抑郁状态、神经衰弱等。

5. 情感脆弱 指细微的外界刺激,引起明显的情绪波动。其情感反应强烈而迅速,如可为一点小事而感动不已、兴奋激动;或伤心流泪,且不能自制。常见于脑动脉硬化性精神障碍、神经衰弱及癔症等。

6. 易激惹　指遇到轻微的刺激即产生强烈而不愉快的情感反应,持续时间短暂。表现为极易生气、易激动、易愤怒,甚至大发雷霆,与人争吵不休。常见于癔症、神经衰弱、躁狂状态、躯体性(如甲亢)或器质性精神障碍。

7. 情感迟钝　指情感反应的强度减退,内心体验减少,细微情感逐渐消失。表现为对能引起常人鲜明情感反应的刺激,给予平淡的情感反应,同时缺乏相应的内心体验。也称为情感反应不鲜明。多见于早期精神分裂症和某些脑器质性精神障碍。

8. 情感淡漠　是情感迟钝的进一步发展。对强烈的外界刺激缺乏相应的情感反应,表现得视若无睹、无动于衷。面部表情冷淡、呆板,内心体验极为贫乏。主要见于精神分裂症及器质性精神障碍。

9. 恐怖　患者对某些特定的事物、场景或自身状况产生的退避、害怕等情感体验。常见的恐怖对象有动物、尖锐利器、高空、幽闭的空间、广场等。主要见于恐怖症。

10. 病理性心境恶劣　指无任何外界原因而突然出现的低沉、紧张、害怕及不满情绪。一般持续 1～2 天,表现为易激动、无故恐惧,提出各种要求,诉说各种不满,处处不顺心。多见于癫痫。

三、意志行为的障碍

(一) 意志活动障碍

1. 意志增强　是指病理性的意志活动的增多。出于病态的目的和动机,表现出顽强的意志活动。此症状常继发于其他精神症状。例如,精神分裂症患者,受被害妄想的驱使坚持反复上诉控告;疑病妄想的患者,四处求医,要求解除疾病痛苦;有夸大妄想的患者,可日夜从事无效的发明创造。还有一些患者则主要表现为食、性等本能意向活动的亢进。

2. 意志减退　与上述症状相反,意志活动显著减少。表现为对做任何事情均没有动力和兴趣,不愿参加任何活动,可整日呆坐或卧床不起。可同时伴有思维迟缓、情绪低落以及食欲、性欲的下降。但患者与环境尚能保持协调。主要见于抑郁状态。

意志与行为

意志指人们为了达到既定目的而采取的制约和执行计划、克服困难、完成任务的心理过程;行为是指有动机、有目的的行动;意向是指为达到某些目的、完成某些行动的内心激动;直接推动意志行为的力量称为动机,而这些行动所指向的目标叫目的;简短的行为或行为的一部分称为动作,而单纯的肌肉运动则称为运动。认识活动、情感活动、意志活动三者是相互联系、相互制约、相互促进、相互协调的关系。在正常情况下,知、情、意是互相协调的统一的整体活动。

3. 意志缺乏　是意志活动缺乏,指对任何活动都缺乏明显的动机和兴趣,不关心事业,也不要求学习和工作,个人生活极端懒散,严重时本能要求也没有,行为孤僻、退缩,与周围环境不相协调,常与思维贫乏、情感淡漠同时出现,为精神分裂症的基本症状之一。也是精神衰退的主要表现。

4. 意向倒错　意向是人类为维持生存与繁衍后代的本能活动。意向倒错指意向活动与一般常情相违背或为常人所不允许,以至于某些活动或行为使人感到难以理解。例如患者无故伤害自己的身体,吃一些正常人不能吃、不敢吃的东西,如肥皂、昆虫、泥土、粪便等。多见于精神分裂症青春型和妄想型。

(二) 运动及行为障碍

1. 精神运动性兴奋　指整个精神活动的增强,涉及认知、情感、意志行为等精神活动的各个方面,突出表现在动作和语言的增多。临床上依其思维和情感协调与否分为协调性精神运动性兴奋和不协调性精神运动性兴奋两大类。

(1) 协调性精神运动性兴奋:指言语动作的增多与其思维情感活动的增高相一致,并和环境密切联系。其活动的增多是有目的的、可被人理解的,整个精神活动是协调的。多见于躁狂状态。

(2) 不协调性精神运动性兴奋:指言语动作的增多与其思维情感不相配合,动作行为增多往往单调刻板、杂乱无章,缺乏动机

笔记栏

与目的性,使人难以理解。与周围环境也无任何联系。如高声怪叫、扮鬼脸、出洋相、捡食脏物、裸体外跑等。其动作行为还常具有突然性、冲动性、盲目性及破坏攻击性。主要见于精神分裂症青春型、紧张型及脑器质性精神障碍。

2. 精神运动性抑制　指整个精神活动的降低,言语动作普遍减少和抑制。

(1)木僵:是一种较深的精神运动性抑制。在意识清晰的情况下,言语和运动行为受抑制,轻者表现为言语动作显著减少,且缓慢迟钝;严重时则缄默不语、不吃不喝、面无表情、二便不解,身体保持一定姿态僵住不动,可形成"空气枕"或"蜡样屈曲",对各种刺激均不反应。同时可伴有自主神经功能紊乱的症状,如额部皮脂腺分泌增多、心跳加快、出汗、瞳孔散大等。见于精神分裂症紧张型、严重的抑郁状态、急性心因性反应和脑器质性精神障碍。

(2)缄默症:指言语活动受到抑制,缄默不语。患者不回答任何问题,主动及被动言语活动均消失,但有时可用手势来作答。多见于癔症及精神分裂症紧张型。

(3)违拗症:指对于别人向他提出的要求不仅没有相应的行为反应反而加以抗拒。临床上又分主动违拗和被动违拗。前者是做出与对方要求全然相反的动作。后者则是对别人的要求一概加以拒绝,拒不执行。多见于精神分裂症紧张型。

(4)刻板动作:指持续机械地重复某一单调、毫无意义的动作。如反复将衣服上的纽扣解开又扣上等。可同时伴有刻板言语。多见于精神分裂紧张型。

(5)模仿动作:指无目的、无意义地模仿别人的动作。如模仿别人坐下、走路、吸烟等。可同时伴有模仿言语。多见于精神分裂症。

3. 强迫动作　指反复地做一些违背本人意愿的动作。患者虽清楚地知道这些动作完全没有必要,但又无法摆脱,为此十分苦恼。如长时间的反复洗手,用特定的姿势走路、上床(又称仪式动作)等。主要见于强迫症。

四、意识障碍

意识障碍是指患者对周围环境和自身状

意　识

意识主要指一个人对周围环境和自身主观状态的感知和辨认能力。前者称为周围环境意识,后者称为自我意识。意识不是单独的精神活动的反应,而是脑的功能状态。意识清醒状态时,人脑皮质处于最适宜的兴奋状态,对周围环境印象清晰,各种心理活动具有准确、连续、主动的特点,行为具有目的性。意识是人们智慧活动、随意动作和意志行为的基础。涉及觉醒水平、注意、感知、思维、记忆、定向、行为等许多心理活动。

态的认识出现异常,精神活动受到全面抑制。通常将对于环境意识的异常称为意识障碍,而对于自我意识的异常称为人格解体、多重人格。

临床上判断意识障碍的标准可参考以下几点:①感觉阈值升高。各感官的感知觉减退,敏感性降低。②注意力涣散,记忆减退,事后可有全部或部分遗忘。③思维活动迟钝,可有思维不连贯。④情感反应迟钝,表情茫然、冷漠。⑤动作行为迟缓,缺乏目的性。⑥理解力及分析判断能力降低。⑦周围环境定向力障碍,严重时自我定向力亦可受到损害。常见的意识障碍:

1. 对周围环境的意识障碍

(1)以意识清晰度降低为主的意识障碍

1)嗜睡:意识清晰度水平降低较轻微,在安静环境下患者经常处于睡眠状态,轻声呼叫或推动其肢体可立即清醒,且能与之进行交谈或做一些简单的动作,刺激一旦消失便又入睡。事后可有部分遗忘。

2)意识混浊:又称反应迟钝状态。指对外界刺激的阈限明显提高。除用强烈刺激外,均很难引起反应,多处于睡眠状态,表情呆板、反应迟钝、思维缓慢,注意、记忆、理解均存在困难,对时间、地点、人物可有定向障碍。此时可出现一些原始反射或动作,如舐唇、伸舌、抓握、吸吮等。事后大部分遗忘。

3)昏睡:意识清晰度水平明显降低,只有在强烈的疼痛刺激下方可引起防御反射。可见有深反射亢进、手足震颤及不自主运动,角膜、睫毛反射均减弱。对光反射仍存在。事后全部遗忘。

4）昏迷：是意识障碍的最严重阶段。意识完全丧失，对任何刺激均无反应或反应微弱，无任何自发性运动，各种反射减退或消失，可引出病理反射。事后完全遗忘，见于各种疾病的垂危期。

（2）以意识的范围改变（缩小）为主的意识障碍

1）朦胧状态：在意识清晰度降低的情况下，出现意识范围的明显狭窄。意识活动在狭窄的范围内，尚能有相对正常的感知以及完成某些连续的行为，但对此范围以外的事物都不能正确感知和判断。可伴有定向力障碍，亦可出现错觉、幻觉、妄想以及攻击行为。事后遗忘或部分遗忘。多见于癫痫性精神障碍及癔症。

2）漫游性自动症：这是意识朦胧状态的一种特殊形式。它以不具有幻觉、妄想和情绪改变为临床特点。在意识障碍中可执行某种无目的性的、无意义的且与当时处境不相适应的动作。例如，在室内或室外毫无目的地徘徊；反复地开门、关门等。突然开始与停止，事后全部遗忘。如发生在入睡以后称梦游症；如发生在白天称神游症。多见于癫痫及癔症，亦可见于反应性精神障碍及颅脑损伤所致的精神障碍。

（3）以意识内容改变为主的意识障碍：临床常见的称为谵妄状态，其特点是意识清晰度水平降低，同时产生大量的错觉和幻觉，内容丰富、生动逼真，以幻视多见。大多为恐怖性的，因而患者可伴有紧张、恐惧、兴奋不安、冲动伤人或自伤行为。同时可有言语不连贯、自我意识及环境意识消失。意识恢复后仅对部分经过能够回忆或完全遗忘。多见于躯体疾病所致的精神障碍。

2. 自我意识障碍

（1）人格解体：指对自身和周围环境感到陌生或不真实的体验。狭义的人格解体是指对于自我的不真实感，丧失对自身行为的现实体验，察觉不到"自我"的存在。如一病人诉述"我是谁，我在哪里，我一点也感觉不到"。单纯对周围环境的不真实感又称为非真实感，患者感到周围环境好像离自己很远，都像在云雾中。可见于颞叶癫痫、器质性精神障碍、神经症、抑郁状态及精神分裂症。

（2）人格转换：指否认原来的自身，而自称是另一个人或某种动物，但不一定伴有相应的行为和言语的转变。如称自己是单位的某领导，或自称是"狐仙"。主要见于癔症，亦可见于精神分裂症。

> **交替人格与双重人格、多重人格**
>
> 交替人格：同一人在不同的时间内表现两种完全不同的个性特征和内心体验。如某女患者上午说自己叫李淑芹（其婆婆的名字），今年67岁，王玉兰是她的儿媳妇；而下午则称自己是王玉兰，35岁，李淑芹是其婆婆。多见于癔症，有时可见于精神分裂症。
>
> 双重人格和多重人格：指在同一时间内表现出两种完全不同的人格特征，一方面以甲的，而另一方面又以乙的身份、言语、思想、行为出现，称为双重人格。如同一患者出现两种以上的人格特征，称为多重人格。多见于精神分裂症及癔症。

五、常见的精神障碍综合征

1. 幻觉妄想综合征　指以幻觉（多为幻听、幻嗅）为主，在幻觉的基础上继发各种妄想症状。其特点是幻觉和妄想之间相互依存，而又相互影响。一般幻觉消失后，妄想也会逐渐淡化、消失。较多见于精神分裂症，也可见于器质性精神障碍。

2. 情感综合征　指以情感障碍为主要临床表现的一种综合征。包括躁狂状态和抑郁状态。①躁狂状态：以情感高涨、思维奔逸和活动增多为主要临床表现。②抑郁状态：以情感低落、思维迟缓和运动抑制为主要临床表现。多见于情感性精神障碍的躁狂发作或抑郁发作。但上述两种综合征均可见于各种精神障碍。

> **精神障碍综合征**
>
> 精神障碍的临床表现常由多个症状组成，即精神障碍综合征的表现形式。有的综合征是某一精神障碍所特有的，如情感高涨、思维奔逸及活动增多是躁狂状态常同时具有的"三联征"，而不同的疾病又可出现相同的综合征。

3. 精神自动综合征(亦称康金斯基综合征) 指患者在意识清晰的状态下产生:①假性幻觉;②被动体验:被控制感、被揭露感、强制性思维;③系统性妄想:被害妄想、物理影响妄想。其特征是患者体验到自己的精神活动不属于自己,且自己不能控制,而完全是由外力影响和控制。主要见于精神分裂症。

4. 遗忘综合征(亦称柯萨可夫综合征) 指患者表现出记忆力障碍,以近事记忆、远事记忆缺损为显著特点。同时伴有时间定向力障碍、顺行性或逆行性遗忘、错构症或虚构症。多见于慢性酒精中毒性精神障碍,亦可见于多种脑器质性精神障碍及躯体疾病所致的精神障碍。

5. 紧张综合征 此综合征因全身肌张力增高而得名。包括紧张性木僵和紧张性兴奋两种状态。紧张性木僵常表现为木僵、缄默、蜡样屈曲、违拗、刻板言语及刻板动作、模仿言语及模仿动作等症状。紧张性兴奋的临床特点为突然爆发的兴奋激动和暴烈行为,行为具有冲动性、单调刻板,且缺乏明显的动机和目的,持续时间较短。主要见于精神分裂症紧张型,也可见于抑郁发作、心因性精神障碍及器质性精神障碍。

> 1. 异常精神活动由生物、心理、社会等多种复杂的因素造成。
> 2. 精神障碍的表现多种多样,可归纳为认知、情感、意志行为、意识等四大方面障碍,以及综合征(参见精神障碍常见症状归纳表)。
> 3. 精神障碍的评估应注意区别其表现的性质,如错觉在正常人就可发生,而思维障碍则一定是病态,做好综合分析。
> 4. 近年精神障碍诊断手段有很大发展,如有研究发现,通过测定血中特殊物质、测定呼出气中特定成分等都有助于辅助诊断。

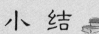 小 结

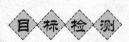 目标检测

一、名词解释
1. 幻觉　2. 妄想

二、填空题

1. 思维障碍主要可分为_____和_____两类。
2. 智能障碍可分为_____、_____两种类型。

三、选择题

1. 精神分裂症患者,男,21岁。医生问:"你做什么工作?",患者回答:"鸡在叫,人生,人生,我是大老爷,宝莲灯,注意安全。"问:"你近来好吗?",答:"我不是坏人,家中没有存款,计算机病毒是谁捣的鬼?"
这是思维障碍哪一常见症状 (　)
A. 思维奔逸　　B. 思维破裂
C. 思维松弛　　D. 思维贫乏

2. 关于妄想,下列何种说法正确 (　)
A. 是不符合事实的信念
B. 是一种病理基础上产生的歪曲的信念、病态的推理和判断
C. 是病人坚信不移的信念
D. 是一种可以通过摆事实,讲道理说服的信念

3. 精神分裂症最多见的幻觉是 (　)
A. 听幻觉　　B. 视幻觉
C. 触幻觉　　D. 嗅幻觉

4. 病人最近数月一直耳闻人语声,讲"要抓他",非常害怕,病人称:"家中有窃听器、摄像机,马路上有人跟踪,自己完全被控制了。"你认为这是什么症状 (　)
A. 思维散漫　　B. 被害妄想
C. 关系妄想　　D. 错觉

5. 病人对某件事坚信不移,不能以其文化水平及社会背景来解释,也不能通过摆事实、讲道理说服,该症状是 (　)
A. 妄想　　B. 幻觉
C. 思维散漫　　D. 虚构

6. 病人表现不言、不动、不食,面部表情固定,甚至大、小便潴留,对外界刺激缺乏反应,肢体随意摆成特殊姿势,病人的该症状是 (　)
A. 情绪低落　　B. 情感淡漠
C. 情感高涨　　D. 木僵

7. 病人坚信周围环境中与他无关的现象都与他有关,甚至是针对他的。该症状是 (　)
A. 被害妄想　　B. 被控制感
C. 关系妄想　　D. 夸大妄想

8. 病人认为自己的配偶另有新欢,捕风捉影,经常跟踪,逼问配偶以求证实,即使不能证实也坚信不移,该症状是 (　)
A. 被害妄想　　B. 被控制感
C. 关系妄想　　D. 嫉妒妄想

9. 在缺乏相应的客观因素下,病人出现惶惶不安,坐立不定,精神十分紧张,该症状是 (　)
A. 情绪不稳　　B. 易激惹
C. 焦虑　　D. 情绪高涨

10. 病人持续机械地重复某一单调、毫无意义的动作。该症状是 (　)

　　A. 蜡样屈曲　　B. 违拗症
　　C. 刻板动作　　D. 模仿动作

四、简答题

1. 与精神障碍发病有关的主要因素有哪些?

2. 试述临床上几种常见妄想的主要特征。

3. 试述常见记忆障碍的类型及其临床意义。

4. 试述情感低落与情感淡漠两者的区别。

5. 结合本章所学,初步分析本章中李同学患病的可能原因及主要临床表现?

附:精神障碍常见症状归纳表

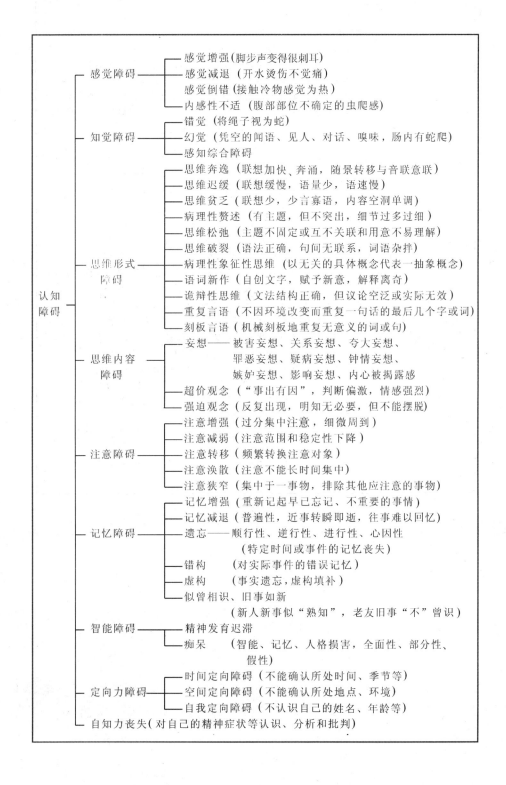

续表

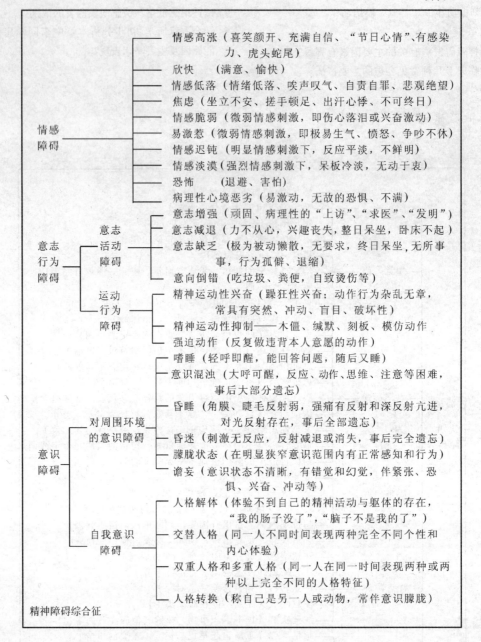

情感障碍
- 情感高涨（喜笑颜开、充满自信、"节日心情"、有感染力、虎头蛇尾）
- 欣快（满意、愉快）
- 情感低落（情绪低落、唉声叹气、自责自罪、悲观绝望）
- 焦虑（坐立不安、搓手顿足、出汗心悸、不可终日）
- 情感脆弱（微弱情感刺激，即伤心落泪或兴奋激动）
- 易激惹（微弱情感刺激，即极易生气、愤怒、争吵不休）
- 情感迟钝（明显情感刺激下，反应平淡，不鲜明）
- 情感淡漠（强烈情感刺激下，呆板冷淡，无动于衷）
- 恐怖（退避、害怕）
- 病理性心境恶劣（易激动，无故的恐惧、不满）

意志行为障碍
- 意志活动障碍
  - 意志增强（顽固、病理性的"上访"、"求医"、"发明"）
  - 意志减退（力不从心，兴趣丧失，整日呆坐，卧床不起）
  - 意志缺乏（极为被动懒散，无要求，终日呆坐，无所事事，行为孤僻、退缩）
  - 意向倒错（吃垃圾、粪便，自致烫伤等）
- 运动行为障碍
  - 精神运动性兴奋（躁狂性兴奋；动作行为杂乱无章，常具有突然、冲动、盲目、破坏性）
  - 精神运动性抑制——木僵、缄默、刻板、模仿动作
  - 强迫动作（反复做违背本人意愿的动作）

意识障碍
- 对周围环境的意识障碍
  - 嗜睡（轻呼即醒，能回答问题，随后又睡）
  - 意识混浊（大呼可醒，反应、动作、思维、注意等困难，事后大部分遗忘）
  - 昏睡（角膜、睫毛反射弱，强痛有反射和深反射亢进，对光反射存在，事后全部遗忘）
  - 昏迷（刺激无反应，反射减退或消失，事后完全遗忘）
  - 朦胧状态（在明显狭窄意识范围内有正常感知和行为）
  - 谵妄（意识状态不清晰，有错觉和幻觉，伴紧张、恐惧、兴奋、冲动等）
- 自我意识障碍
  - 人格解体（体验不到自己的精神活动与躯体的存在，"我的肠子没了"，"脑子不是我的了"）
  - 交替人格（同一人不同时间表现两种完全不同个性和内心体验）
  - 双重人格和多重人格（同一人在同一时间表现两种或两种以上完全不同的人格特征）
  - 人格转换（称自己是另一人或动物，常伴意识朦胧）

精神障碍综合征

第 ③ 章　精神科护理的基本内容和基本要求

学习目标

1. 说出精神科护理的基本内容
2. 叙述精神科护理工作的基本要求
3. 说出治疗性人际关系的特征
4. 说出治疗性沟通技巧的要点

精神科护理，面对存在心理、行为问题者和适应不良者，以及精神病患者，为他们提供以精神健康为主的心身整体服务。所以在护理的内容、要求以及治疗性人际关系的建立上，与以躯体疾病为主者有所不同，需要在护理的基本内容与方法基础上，提供有针对性的专科护理。

第 ① 节　精神科护理的基本内容

（1）尊重护理对象的人格，维护其尊严。

（2）与护理对象建立良好的治疗性人际关系。

（3）密切观察病情。特别是对护理对象的语言、表情、行为等外在表现进行连续细致的观察，做好护理记录。

（4）做好心理帮助与支持。针对护理对象的具体心理问题，通过安慰、解释、疏导等方法，解除其心理矛盾和冲突，消除其精神上的痛苦。

（5）做好专科治疗的护理。如抗精神病药物治疗的护理、康复护理，耐性地帮助、训练护理对象恢复劳动和生活自理能力。

（6）加强安全管理。对有自伤、伤人、毁物等暴力行为倾向的护理对象，实施安全护理措施，严防意外事故的发生。

（7）组织与参与健康教育。做好社区精神障碍的预防与康复工作，对护理对象及家属进行精神卫生教育及精神疾病的防治工作。

第 ② 节　精神科护理工作的基本要求

一、对护理人员的基本要求

（一）心理素质

1. 具有健康的心理及良好的情绪　护士的心理状况与情绪对护理工作，特别是在精神障碍者有着重要影响。在工作中保持健康的心理和乐观、开朗、稳定的情绪，才能在与护理对象互动中，提高治疗和护理质量与效率。相反，如果护士心理状态不良，出现烦躁、焦虑、抑郁，则容易构成不良的心理感染效应，甚至出现差错或事故。

2. 具有敏锐的观察能力和分析能力　疾病的发展常有一个从渐变到突变的过程，尽管其过程有时很短暂，但突变前可出现一些先兆症状，能否及时发现常取决于护理人员有无敏锐的观察能力，这一点对护理对象的异常精神活动尤其重要。同时护士要运用自己掌握的知识和能力对所收集的资料进行分析，做出正确的判断，及时采取措施，防止意外事件发生或赢得抢救时间。

3. 具有较好的心理应激能力　护理对象的异常精神活动不可避免对护理人员构成心理的感染性威胁，对此必然要求护理人员能够通过应激反应将其转化为积极的、健康性因素，保护自己，同时通过护理活动还可以促进护理对象的精神健康（详见《医护心理学基础》）。

（二）职业道德要求

1. 尊重护理对象　护理对象存在着不同程度的精神障碍，甚至有时丧失了理智和自我保护能力。所以护理人员在任何时候、任何场合都不能愚弄、嘲笑、歧视，甚至侮辱他们。治疗和护理过程中,认真按规程执行,不任意约束护理对象,更不能恐吓、威胁、报复护理对象。不论护理对象社会地位高低、收入多少、关系亲疏、对自己的精神障碍有无自知力,护理人员都应一视同仁,尊重其平等就医的权力。

2. 维护护理对象的利益 护理对象可能对自己的言行缺乏自知与自控的能力,不能判定自己的行为所产生的后果,甚至在疾病严重期间会产生一些危害社会、危害他人的行为。护理人员对此应尊重科学,尊重事实,保护护理对象的利益。

当护理对象丧失自理能力时,要给予人道主义的服务,使其享有正常的生活权力,防止不利因素增加他们精神和肉体上的痛苦。护理人员应主持正义和公道,不做不道德的、失职甚至违法的事,保证护理对象的安全。

3. 保守秘密

(1) 保守护理对象的秘密。护理人员要保护患者的隐私,不能任意宣扬,或作为与同事、亲友谈笑的资料。为护理对象的病史、病情、预后和处理等保密,不允许无关人员翻阅其病历,避免影响到护理对象,使之产生过重的心理负担,加重病情,甚至发生自杀等严重后果。

(2) 保守医务人员的秘密。在护理对象面前不能透露医务人员的家庭住址,以免护理对象发病时误入医务人员家中造成不良后果;在护理对象面前不议论医务人员的家庭、生活、工作、人际关系等情况,避免造成护理对象对医务人员的不信任,妨碍正常医疗与护理工作的开展,影响医疗与护理的效果。

4. 建立良好的人际关系 护理人员与同行之间建立互相尊重、友爱、团结、协作的关系,在工作上互相支持,密切配合。注意建立良好的护患关系,有利于提高护理质量,发展护理事业。

(三) 专业知识的要求

随着医学模式的转变,新理论、新技术的临床应用,护理服务从医院走向社区、家庭,精神科护理工作的内容和范围不断扩大。这提出了新的要求。护理人员必须具备护理学的基本知识,在此基础上掌握专科知识,并坚持

终身学习。

二、基本技能的要求

(一) 观察

1. 观察内容 包括一般情况、精神症状、心理状况、躯体情况、治疗情况等。如重点观察患者有无伤人毁物、自伤、自杀、外走等冲动行为。

2. 观察方法 包括直接观察和间接观察。

3. 观察要点 要密切注意观察护理对象的言行、表情的变化,并加以分析,推测可能发生的问题,预防意外事件的发生。对新接触的精神障碍者或未确诊者要从一般情况、精神症状、心理状况、躯体情况等全面观察。开始治疗的患者要重点观察其对治疗的态度、效果和药物的不良反应。疾病发展期的患者要重点观察其精神症状和心理状态。缓解期患者要重点观察病情稳定程度与对疾病的认识程度。恢复期患者要重点观察症状消失的情况、自知力恢复的程度及对出院的认识。

(二) 精神障碍者的一般护理

1. 基础护理 部分护理对象由于受精神症状的影响,生活懒散没有规律,或失去生活自理能力,导致卫生、饮食、睡眠、排泄出现异常,机体抵抗能力降低,而容易感染和并发各种躯体疾病。所以护理人员要经常向患者进行个人卫生与防病知识的教育,制定有关制度,促进其养成良好卫生习惯,督促或做好各项基础护理。基础护理主要有(详见《护理技术》):

(1) 晨晚间护理。

(2) 皮肤、毛发护理。

(3) 衣着卫生护理。

(4) 大小便护理。

2. 饮食护理

(1) 进餐前的护理、环境与物品准备:为病人提供良好的进餐环境,桌椅保持清洁整齐。餐具每人一套。督促或协助洗手,安排座位,维持好餐室的秩序。

(2) 进餐时的护理:住院患者一般都给予普通饮食,对年老、吞咽困难、躯体疾病等特殊情况者根据医嘱给予不同饮食,保证营养的摄

入。住院患者一般采用集体进餐,有助于消除患者对饮食的疑虑,也便于护理人员观察患者的精神症状与进餐情况。防范患者用餐具伤人或自伤。特殊患者需要专人护理,如暴食、抢食病人安置单独进餐,适当限制进餐量,劝其放慢进食速度。对拒食者,护理人员要想方设法劝其进餐,劝说无效应给予鼻饲或静脉补液。吞食异物的患者要重点观察,必要时可予以隔离,外出活动需专人看护。还要巡视病室以免发生患者漏食或躲避进食。

(3)住院患者食品管理:由家属或亲友送的食品,应交给护士保管,标写好患者的姓名,存放在专用柜内,并由护理人员适时、适量给患者食用。

3. 睡眠护理　精神障碍患者的睡眠正常与否预示病情好转、波动或加重,良好的睡眠可促使病情恢复,严重的失眠可导致病情加重,甚至发生意外事件。因此,做好睡眠护理、保证正常睡眠是非常重要的。

(1)创造良好的睡眠环境:室内空气流通,温湿度适宜,光线柔和及安静,床褥清洁、干燥、软硬适度,使人感到舒适易于入睡。对兴奋躁动的患者应安置于隔离室,并给予药物等处理帮助其入睡。护理人员要做到“四轻”,保持病室内安静。

(2)宣教有助于睡眠的注意事项,睡眠前禁用引起兴奋的药物和饮料,避免参加可引起激动、兴奋的娱乐活动,用温水洗脚。晚餐后少喝茶水,睡前排尿。

(3)合理安排作息时间,指导护理对象养成良好的睡眠习惯,减少日间睡眠时间。除卧床者外,鼓励患者日间参加各类工娱、体育活动,有利于晚上正常入睡。

(4)护士要定时巡视病房,观察患者是否入睡、睡眠的姿势、呼吸等。对失眠者要针对其原因,必要时给予适宜的药物帮助入睡,尤其对有消极意念者要及时处理。防止蒙头睡觉,要注意伪装入睡者,谨防意外事件的发生。

4. 安全护理　安全护理是精神障碍护理工作重要的组成部分,由于部分精神障碍者出现伤人或者自伤行为,甚至危及生命,因此,做好安全护理,不仅能保障护理对象的安全,而且能提高医疗、护理质量。

(1)掌握病情:护士要重视护理对象的主诉,密切观察,掌握病情。对有伤人、自伤、外走的患者要做到随时有护士看护,尽量不让其单独活动,发现有先兆情况及时采取积极有效的防范措施,严重患者必须安置在重病室内由护士24小时重点监护。

(2)加强巡视:每10~15分钟巡视1次,仔细观察护理对象的病情变化,睡眠情况,治疗后的反应,有无伤人、自伤、外走、破坏行为,护理人员应及时发现并予以制止,确保安全。

(3)严格执行各项护理常规和工作制度:护士要严格执行药物查对制度、清点患者人数制度、交接班制度、岗位职责制度等。稍有疏忽即可能给患者安危带来不良的后果,甚至危及患者生命。

(4)加强安全管理

1)病室设置要安全,发现门窗、门锁等损坏时要及时维修。病区、办公室、治疗室等处应该随时上锁。

2)病区危险物品如药品、器械、约束带、玻璃制品、锐利物品、易燃物等要严加管理,需要定位、加锁,交班时要清点核实。

3)加强安全检查,患者入院、会客后、出室返回、外出活动返回等,均需做好安全检查,严防危险品带进病房。每天整理床铺时查看患者有无暗藏药品、绳带、锐利物品等,每日对病区的环境、床位等一切可能存放危险物品地方进行安全检查。

4)凡是有患者活动的场所都应有护士看护,如工娱治疗室、康复活动室等。患者使用指甲剪、针线、刀剪时,要在护士的监护下进行,使用后及时收回。

(三) 住院患者的管理

做好住院患者的管理,不仅能维持病室良好秩序,而且有利于医疗护理工作的开展和患者的康复。

1. 患者的管理

(1)健全各项制度:如作息制度、住院休养制度、探视制度等。

(2)树立良好风气:通过各种方法使患者养成良好的习惯与行为,病友之间互相帮助,友好相处。要善于发现患者中的好人好事,并及时给予表扬、鼓励,同时护士要注意自身的修养,用良好的修养来影响他们,对患者的缺

笔记栏

点要说服教育,用摆事实、讲道理的方法促其逐步改进,决不能以简单、粗暴、生硬的方法去解决。

(3) 丰富患者的住院生活:护理人员有计划地为患者安排室内外工娱、体育活动与学习等,通过各种集体活动与学习,转移其异常思维,稳定情绪,有利于病室的安定和安全。

2. 开放管理 　根据患者的病情恢复情况及特长、兴趣、体力,鼓励患者积极参与工娱、体育等活动,并在活动中给予热情指导帮助,从而使他们减轻症状或摆脱病态思维的困扰,促进身心健康,有利于回归社会。注意与家属、单位等有关人员经常取得联系,得到他们的支持和配合,共同帮助患者走出疾病的困扰。坚持开放管理,使患者尽可能不脱离社会,尽可能与正常人一样过有规律的生活,使他们精神愉快,感到生活有意义。

3. 分级护理管理 　分级护理管理是根据患者病情的轻重缓急及其对自身、他人、病室安全的影响程度,实行三级护理。

> **精神障碍者的分级护理**
>
> 一级护理:指有自伤自杀、伤人毁物、外走、兴奋躁动等或伴有严重躯体疾病、生活不能自理的患者,安置在重症室内,或24小时专人护理,严密观察病情,并做好生活护理。
>
> 二级护理:指没有明显自杀、伤人毁物等伴有一般躯体疾病、生活尚能自理或被动自理者,观察治疗后的反应,或协助病人自理。
>
> 三级护理:指症状缓解、病情较稳定、待出院者,有时需督促患者进行生活自理。

第3节　治疗性人际关系与治疗性沟通

一、治疗性人际关系概述

(一) 治疗性人际关系的概念

治疗者与被治疗者为了治疗性的共同目标而建立的持续性的互动关系称为治疗性人际关系。护理人员与护理对象之间建立的治疗性人际关系,是医务人员与患者所建立的治疗性人际关系中的一部分,它将提高护理质量,有利于患者早日康复。

(二) 治疗性人际关系的目的

治疗性人际关系的目的是为建立和谐的、更有助于病人康复的人际关系。这种关系因人、健康状况、文化等而不同,使护理对象处于适合的治疗性环境中。其目的在于协助他们:

(1) 维持基本生理需求。

(2) 减轻焦虑,增加心身舒适。

(3) 增强自我功能、自信及自尊。

(4) 增强与他人的沟通,以建立良好的人际关系。

(5) 运用有效的方法减轻痛苦与解决问题。

(6) 适应团体生活,学习到社会所能接受的行为模式。

(三) 治疗性人际关系的特征

1. 同理心 　同理心是护患关系建立的第一要素,护士应了解护理对象的内心世界,站在护理对象的角度认识事物。简单地说就是设身处地为对方着想,以对方的眼睛看,以对方的耳朵听,以对方的心态去想问题,并与对方同享快乐、分担痛苦。

2. 接纳的态度 　治疗性互动的基础是接纳,接纳是指护理人员将护理对象视为一个有价值的"人",相信其此时此刻所表现的行为是他目前所能表现最好的调节压力的方法。应视其为独立的个体,采取客观、中立、不批判的接纳态度,不以传统的道德标准来批判、嘲笑他们。因此,当护理对象出现不恰当的行为时,护理人员应主动指导其行为符合现实需求,而不是拒绝或排斥他们。

3. 真诚、尊重的态度 　真诚、尊重是护理人员真心诚意地关心护理对象,相信他是一个有价值、有潜能的人。护理人员通过语言、非语言的方式表现出对护理对象的真诚与尊重,协助护理对象发掘自己的长处及优点,减轻其自卑感,并培养其成就感,建立自信心,使其能重视自己,增强自尊心,而达到治疗效果。例如:适当称呼护理对象"某小姐"或"某先生",用一些时间与他相处,与他交谈,倾听他的请求或考虑其要求,若护理对象的要求无法达到,应有适当的理由或解释,不要做不可靠的答复。

4. 持续性的关怀态度　多数精神疾病患者在人际关系方面有失败的经历,故最好由固定的主管护理人员长期提供照顾,才能建立良好而信赖的护患关系,进而促使护理对象愿意尝试发展与他人的人际关系。

5. 一致性的态度　护理人员在护患关系建立的过程中要做到言行举止一致,对护理对象的承诺必须做到,以免使护理对象对护理人员产生不信任,而影响治疗。

护理人员彼此间或医疗小组成员间对护理对象应坚持一致性的基本态度与方式,以增强护理对象的安全感。护理人员应避免造成护理对象产生不确定、难以适从的感觉,以减轻其焦虑。

6. 自知或自我了解　精神科护理人员的一言一行、一举一动深深影响着护理对象,并可能成为他们的模仿对象。所以,护理人员要对自己的优点、缺点、能力、特点有所了解,进而在护理过程中不断地完善自己,使护理对象获得更好的护理。

二、治疗性沟通

在护理过程中,护理人员常利用与护理对象之间的互动关系来协助他们达到健康的目标,而沟通在这种互动关系中占有重要的地位。

(一) 治疗性沟通概念

沟通是指人与人之间的交流。护理人员向精神障碍者提供专业服务的过程中,以帮助护理对象恢复或提高精神健康为目的,应用护理和心理学的理论、技术,与护理对象达成互动性交流,是心理治疗的一部分,故称为治疗性沟通。

治疗性沟通,首先可以完成资料的收集,确立健康问题;其次是予以心理支持或帮助,有助于实施护理。所以,在精神科护理工作中,护理人员与护理对象的频繁沟通是完成治疗的一部分,帮助改善护理对象的行为与情绪,具有积极的治疗性意义。

(二) 治疗性沟通的原则

1. 接纳与尊重护理对象　护理人员要热

情接纳护理对象,关心、理解、尊重护理对象。护理对象由于疾病的折磨,被理解、被人尊重的心理需求强烈。因此,护理人员要尊重他们,尽量满足其合理要求。对处于精神紊乱、言行异常以及不合作的护理对象,护理人员必须给予充分的理解和谅解,不能因此而愚弄、嘲笑或歧视。

2. 以护理对象为中心　沟通应以护理对象为主体,话题应围绕着护理对象的问题展开。会谈时跟随护理对象谈话的趋向以及所提示的线索,避免投入个人情绪,减少自我表露。

3. 协助护理对象维持希望　"每一位病人都是有希望的"。护理人员在沟通过程中应协助护理对象维持希望,对自己充满信心。多数精神障碍者比较自卑,护理人员应给予希望和鼓励,以增加其信心。

4. 积极稳定情绪　护理人员要具备较强的自控能力,应及时调整不良情绪,保持稳定而愉快的情绪状态,不将不愉快的情绪发泄到或感染给护理对象。

(三) 治疗性沟通的技巧

沟通技巧是可以通过学习获得的。以下技巧可以增进沟通能力。

1. 善于诱导、启发病人谈话　兴趣是沟通的重要激励因素,也是使谈话成为可能性的前提。因此与护理对象交谈时,要注意选择彼此都感兴趣的话题。特别是在引导那些缄默不语的护理对象说话时,一方面要注意发现其感兴趣的事件,另一方面在谈话开始时就表现出愿意与护理对象交谈,从而以启发、诱导等方式解除他的顾虑。如对护理对象说"不妨说说看"、"最近,你感到最难解决的问题是什么?"等。

护理人员应具有同情心。从护理对象的角度看待和分析问题,正确抓住护理对象的感受,理解他,才能提供有效地支持和鼓励,使他认可护理人员对他的了解是正确的、深入的,这样才能使其说出困扰他的事情。如在引导有自杀观念的人谈出他的想法时可问:"你曾经想过要伤害自己吗? 我知道你这样做也是非常痛苦的,我能理解你的心情,我怎样才能帮助你?"如果护理对象不能从护理人员那里得到同情和理解,他就很难主动描述病情、心理状态,这就使医护人员失去了宝贵的临床资料。

2. 开放式的谈话　采用开放性话题能让护理对象自由表达,启发护理对象谈出自己内心体验和想法,使沟通顺利。在与护理对象交谈时,特别是与不合作、难于接触或接触较差者交谈时,应以观察和开放式沟通技巧为主,避免使用简单的封闭式谈话,提出问题的面要宽,回答问题要留有余地,要给护理对象诉说病情和心情的机会。如"关于这件事你能告诉我多一些吗?""你感觉怎么样?""你能不能比较详细地谈谈你的病情?"等等,拓宽话题。

3. 有效的倾听　护理人员要会有效地倾听。理想的倾听态度是有同感的,要做到专心致志,注意力集中,抓住主要内容,边听边分析思考,在短时间内将信息筛选、分析综合,以获取有效资料。

精神障碍者思维活动异常,谈话经常偏离主题,或因思维迟缓而交流速度慢,护理人员不可因此表现不耐烦。躁狂兴奋状态或极度焦虑的病人,情绪反应强烈,护理人员应耐心倾听,然后给予适当劝慰,使护理对象感到护理人员的关爱。对有幻觉、妄想的护理对象,交谈内容多较荒谬离奇,护理人员不能评判其所谈内容是"错误的"、"不存在的"。因为此时既不能说服护理对象相信自己的幻觉妄想是不存在的,亦不能改变其想法。相反,还会使护理对象认为护理人员不理解他,不尊重他,甚至产生怀疑和敌意。对幻听的护理对象,护理人员可耐心听完他的叙述,而后说:"我知道你能听见声音,但我却什么也没听到","当你听到这些声音时有什么感觉?"这种交谈方法使护理对象感受到护理人员对他的尊重,他会考虑那种声音或许真的不存在。对思维缓慢的护理对象难以及时回答护理人员所提出的问题时,护理人员不可催促或索性代其回答,这样做会将护理对象已考虑一半的问题打乱,使沟通半途而废。

4. 必要的信息反馈　护理人员在倾听护理对象谈话时,要把所理解的内容及时反馈给他。如适时简明地回答"嗯"、"对"或通过点头、微笑、目光、表情、姿势等表示自己在认真倾听,并对他的话已经理解。同时还应注意观察护理对象的面部表情、音调、身体动作等躯体语言的表现。

5. 身体接触沟通　国外心理学研究表明,接触的动作有时会产生良好的效果。在疾病状态和医院这一特殊环境中,护理人员善意得当的身体接触对护理对象是有益的。如为行动不便者轻轻翻身、变换体位或搀扶其下床活动;为呕吐病人轻轻拍背;对老年人轻柔地抚摸;紧握危重病人的手;体检后为护理对象整理衣服等,这些都是有益的接触沟通。它不仅传达护理人员对护理对象的关心,使他们感到护理人员的善意,有利于心理上的沟通,还有助于调动护理对象与护理人员沟通的积极性。但应根据护理对象的具体情况把握使用的分寸,特别注意敏感的护理对象。

6. 恰当使用沉默　在交谈中适时沉默,可以让护患双方调整思维,继续交谈,同时也可让护理对象感到护理人员对他的理解和接纳。但长时间沉默会被护理对象理解为拒绝,令其产生困惑和距离感。使用沉默的原则是根据护理对象的感觉而定,打破沉默的最简单方法是适时发问。如对抑郁状态的人,护理人员可默默地陪伴他一会儿,然后轻声地告诉他:"我看到你一个人坐在这里很久了,好像心情很沉重的样子,你愿意告诉我你在想什么吗?"这样可以引导护理对象说出自己的病情,便于对症护理。

治疗性沟通技巧还有……

1. 接受　表示技巧有:"嗯!"、"是的,我能了解你的意思"、点点头。接受并非表示赞同,而是不加任何的判断,静静倾听护理对象所说的一切。护理对象无须害怕,可以尽量表达出自己的感觉及想法,并有被尊重之感。护理人员扮演的是主动参与而非被动观察的角色。护理人员除了运用语言外,也要注意面部表情、声调大小、姿态等,因为这些也能传达接受护理对象之意。

2. 给予认知　表示技巧有:"张先生,您早","你今天换了一件花色的衣服,也梳头了","你看起来很精神"。用名字称呼问候护理对象,指出他的细微改变,注意他的努力,均可以表示护理人员认知及尊重他是一个"人",使他感到外界的关心与重视,这种认知并没有暗示"好"或"坏",只表示出我注意到

笔记栏

你做了此事,以及你为此事所付出的代价和努力。对护理对象好的表现,具有强化作用。

3. 提供自己 表示技巧如:"我将有一小时的时间在此陪伴你","你可以不开口,我愿意坐在这儿陪你一会儿","我是不是可以为你提供某方面的帮助","在我上班时间,你有问题,可以来找我"。当护理对象尚未准备好与人沟通时,常对站在他面前的护理人员的角色、行为不了解,此时,护理人员可提供时间、精力给予协助,让他充分了解。

4. 引导会谈继续下去 表示技巧如:"后来呢?""继续说下去","能多告诉我一些吗?""告诉我关于他的事"或用非语言,如:点点头,关怀的眼神等。利用简短字句加入会谈中,不仅可使护理对象继续谈,而且能让他感觉到护理人员也参与其中,对他的话题相当有兴趣而希望继续谈论。当护理对象思路中断或是遇到问题症结无法再持续下去时,护理人员可以重复原话题,静静地且有耐心地等待,给予他充分调整其思考的机会,再慢慢追踪下去。

5. 重述会谈重点 表示技巧如:护理对象说"昨夜,我几乎整晚都是清醒的",护理人员就问"你是说你有睡眠上的困难?"护理人员以自己所理解的方式将他所说的重点重复描述出来,可助其重整思路,强调其中的涵义,使他感到已被了解并可以再继续谈下去。如果护理对象的想法为护理人员所误解,他会很快加以澄清。

6. 反问 表示技巧如:"你认为……"或"你觉得……"当护理对象将其所有的问题主动提出后,护理人员马上予以反问,可以使其有独立反省自己行为的机会,并可鼓励他接受自己的想法与感觉,且利用此机会做决定。

7. 抓住会谈重点(集中焦点) 表示技巧如:"对于这件事,我们要花较多的时间来讨论","等一下,我们现在谈论的是你与女朋友的事情"。将注意力集中在护理对象所说的某一观念、某一个单字上或抓住整句话的话尾,将谈话的内容缩小范围至某一重点上,有助于他重整思绪。对说话很快、有思维奔逸或躁狂状态的人,此技巧特别有效。但对严重焦虑者,则先不要使用此技巧,应避重就轻,等其焦虑减轻后再使用。

8. 综合结论 表示技巧如:"在这半小时的会谈中,我们所谈论到的是……""这次我们所谈论到的内容有下列几点……下次我们将讨论……"当问题讨论到一个段落或会谈结束之前,护理人员将讨论重点归纳出来,重述一遍,询问护理对象的感想,检讨会谈过程有何需要改进,同时也讨论下次会谈的主题内容。

通过本章学习,护理人员应明确精神科护理的基本内容和基本要求。学会沟通的基本技巧,建立良好的治疗性关系,接纳、尊重护理对象并为护理对象提供良好的服务,同时培养护理人员自身的良好专业素质。

小 结

目 标 检 测

一、名词解释

1. 治疗性人际关系　　　2. 同理心

3. 治疗性沟通

二、选择题

1. 下列哪项不属于精神科护理对象 （ 　 ）
   A. 有心理、行为问题　　　B. 健康的人
   C. 有精神疾病患者　　　　D. 适应不良的人

2. 精神疾病患者的发病,大多数与下列哪项有关 （ 　 ）
   A. 外伤　　　　　　　　　B. 文化程度
   C. 经济状况　　　　　　　D. 受到精神刺激

3. 精神科护士应具备的心理素质下列哪项除外 （ 　 ）
   A. 具有全心全意为人民服务的奉献精神
   B. 具有健康的心理
   C. 具有因同情病人而产生的焦虑情绪
   D. 具有敏锐的观察能力和分析能力

4. 下列哪种做法体现了精神科护士对精神病患者人格的尊重 （ 　 ）
   A. 随时约束护理对象是经常使用的护理方法
   B. 主动接触护理患者,一视同仁
   C. 强迫性治疗恐吓、威胁,可产生好的效果
   D. 给护理对象的许诺可以不兑现

5. 精神科护士应具备良好的职业道德,下列哪项除外 （ 　 ）
   A. 尊重患者的尊严
   B. 可以告诉病人有关医务人员的家庭地址
   C. 维护护理对象的利益

笔记栏

D. 保守患者的秘密

6. 对于精神疾病患者巡视时间安排为　　　（　　）

A. 2 小时巡视 1 次

B. 10～15 分钟巡视 1 次

C. 1 小时巡视 1 次

D. 半小时巡视 1 次

7. 对于自伤、自杀、兴奋躁动的病人应采用哪种护理方式　　　　　　　　　　　　（　　）

A. 特级护理　　　　B. Ⅰ 级护理

C. Ⅱ 级护理　　　　D. Ⅲ 级护理

8. 精神科护士直接观察护理对象的方法是（　　）

A. 书信　　　　　　B. 日记

C. 绘画　　　　　　D. 交谈

9. 夜班护士在巡视病房时,观察病人是否入睡,下列哪项最有可能是伪装入睡　　　　（　　）

A. 姿势　　　　　　B. 呼吸声

C. 是否在床上反复翻身　D. 蒙头睡觉

10. 治疗性人际关系属于　　　　　　（　　）

A. 医护之间的关系

B. 医院内的人际关系

C. 护理人员与护理对象之间以治疗为目的的互动的人际关系

D. 社交性人际关系

11. 当护理对象随地便溺时,护理人员应该　（　　）

A. 自我谴责

B. 主动地平心静气地给该护理对象指出卫生间的位置

C. 不予理睬

D. 大声喊叫予以制止

三、简答题

1. 精神科护理有哪些基本内容与基本要求?

2. 试述治疗性人际关系的特征。

3. 试述治疗性沟通的原则。

4. 一位新就医的护理对象对环境和护理人员不了解,表现出不适应,你如何与其沟通,建立治疗性人际关系?

第 ④ 章 异常精神活动者的评估与诊断

学习目标

1. 说出精神科护理评估的目的、原则
2. 叙述精神科护理评估的基本内容、方法
3. 说出护理诊断在异常精神活动评估中的应用

精神科护理是诊断和处理人类对现在的或潜在的精神健康问题的反应,是整体护理的一部分。所以,其护理评估和诊断强调人的精神活动的异常及行为反应,如精神抑郁者表现愁眉不展、悲观绝望(情感低落);联想困难、言语减少(思维迟缓);生活被动、行动缓慢(意志活动减退);疲倦乏力、心悸、出汗、食欲减退、便秘(躯体改变),对这些表现进行评估,提出相应的护理诊断,如有自杀的危险、营养失调、社交孤立等。由此再做出护理计划,实施护理措施,评价护理结果。

躯体疾病的患者同样存在精神健康问题,如心肌梗死患者除了疼痛、胸闷、气急(生理的)的表现外,还可以有恐惧、是否被护士和医生重视与尊重(心理的)、亲属单位的关心(社会的)、对疾病知识的认识和理解(文化的)等问题,护理人员同样应予重视。

第 ① 节 精神科护理的评估

一、目 的

(1)通过收集资料发现护理对象的异常精神活动的问题,为做出护理诊断,制定护理计划,实施护理措施提供依据。

(2)收集资料的过程中,与护理对象有效沟通,互相信任,为进一步发展为治疗性人际关系奠定基础。

(3)为护理教学、护理科研提供和积累可靠、详细的基本资料。

二、原 则

1. 整体性原则 详见《护理概论》。

2. 持续性原则 详见《护理概论》。

3. 计划性原则 护理人员应主动做好计划,根据护理对象的具体情况,全面或首先抓住可能的首优问题解决,次优问题可以逐步解决,而且谈话目的要明确,不使护理对象感到疲惫、厌烦或不知所措,这样也保证了资料的真实有效性。例如护理对象因妄想而对护理人员有敌意,收集资料难以一次、全面完成,则护理人员可先观察其言行,待评估条件具备时再进行交谈。

4. 客观性原则 护理对象可能表现出乖戾或不合作,而护理人员必须保持客观、中立的态度,不袒护、不厌烦,避免发生主观和片面的偏误。

5. 准确性原则 收集的资料中,有一些信息一时难以判定其真实与准确性,例如,某患者把邻居对他的辱骂、骚扰情况叙述得真真切切,应进一步向患者的亲友、邻居、同事等进行调查,以获得准确的资料。

三、内 容

收集与护理有关的资料进行评估,其内容包括了心理、社会、文化和生理方面的资料。只有全面、整体地评估,才能更好地确认护理对象的能力和限制,以帮助其达到理想的健康状态。

精神科护理的评估内容与其他临床护理学科的基本一致,但对精神障碍者而言,心理与社会方面的评估是重点。应注意如下项目。

(一)一般情况

(1)受教育的程度、宗教信仰状况、职业、门诊或入院诊断。

(2)主诉和病史详细内容,包括以往每次

精神疾病发病的情况和躯体疾病情况。

（3）家庭与成长情况：父母两系三代内有无精神疾病患者（包括精神分裂症、抑郁症、智力低下、精神活性物质滥用、企图自杀者等）；患者在胎儿期时母亲身体状况，是否为足月顺产，生长发育状况；父母的教育方式，在学校的表现和学习成绩，升学与就业；恋爱、婚姻、性生活及生育；个性特征及兴趣爱好；酗酒、精神活性物质滥用。

（二）异常精神活动症状

（1）一般表现：意识状态、外貌、与人接触情况、日常生活等。

（2）认识过程：知觉、思维形式、注意力、记忆力、智能、自知力等。

（3）情感过程：情感的表达及其与思维内容的相符性、情感的稳定性。

（4）意志与行为：意志、行为的增强、减弱等，及其与其他精神活动的配合。

（5）社会心理情况

自我概念：自我概念是指每个人对自己的看法，及其形成与社会影响的相互关系。例如，注意评估护理对象认为自己有哪些优缺点，对自己的期望，对健康、疾病和治疗的态度等。

人际关系：平常与人相处的情况，如是否存有戒心、怀疑或不信任任何人。

家庭情况：与家庭成员的关系，包括与家庭成员中谁的关系最密切；家属精神卫生的知识水平，对护理对象的态度，家庭的气氛。

生活事件：最近面临的压力（如升学、就业、提职、恋爱、婚姻、经济拮据、亲人死亡等），对这些压力的态度、承受情况等。

（三）评估躯体情况

详见《临床护理》。

四、评估的方法

收集资料进行评估的方法通常有四种：交谈、观察、身体检查、查阅记录及诊断报告（与他人合作）。

（一）交谈

由交谈可获取基本资料。通过与病人或其家属的交谈来了解病人的健康情况。交谈可分为正式交谈和非正式交谈。正式交谈是指事先通知病人，有目的、有计划地交谈。例如入院后采集病史，就是按照预先确定的项目和内容收集资料。非正式交谈是指护士在日常查房或者进行护理时与病人随便而自然的交谈，此时病人可能感到是一种闲聊，但是护士却可以从这样的交谈中了解到病人的真实想法和心理反应。这种治疗性沟通方法是护士应该运用的有效的沟通技巧。

（二）观察

观察要有系统性，即有按照一定顺序、计划的观察，保证观察的全面性，特别是避免遗漏那些初看不重要而以后才发现其重要性的内容。护士评估时要求按照一定的顺序收集资料就是系统性观察的实例。系统性观察对于评估的全面性，对于护理问题的发现、诊断和鉴别诊断均具有十分重要的意义。

护理人员与护理对象初次见面就是观察的开始，其外貌、体位、步态、个人卫生、精神状态、反应情况等都已映入眼帘而留下印象。但是，在病人整个住院期间，应该强调护士对病人进行连续性观察，有意识地收集一些支持或者否定护理诊断的证据，以及观察执行措施后的效果等。

系统性观察的能力与护士自身的基本知识和临床经验有密切关系。如果护士不了解某一特定的护理问题，或者不知道此护理问题的临床表现，她可能会忽视这些反应的存在，从而无法评估和诊断这类问题。因此，刚开始学习和使用护理诊断的护士需要使用一种书面的指导，按照指导上的内容和顺序系统地收集资料。护士一旦熟悉了指导的内容，她就能不用参照指导而收集资料了。

（三）身体检查

身体检查是指从头到脚，以身体各系统模式进行检查，收集有关病人身体状态的客观资料，所使用的方法有望、触、叩、听。

护士进行身体检查的目的是为了收集与护理有关的生理资料，因此，必须以护理为重点。掌握正确的评估技巧很重要，甚至有时对

笔记栏

于"捕捉"精神症状是很关键的。

(四) 查阅记录

查阅记录包括查阅病人病历、各种护理记录、既往健康记录、各种实验室检查报告等。

第2节 精神科护理的诊断

一、护理诊断在异常精神活动评估中的应用

精神科护理的诊断侧重认知、情感、意志与行为等方面的异常。尽管有些护理对象在躯体方面尚无异常表现,还是应当注意机体在躯体方面的变化与精神活动的整体性联系。所以精神科护理的诊断具有以下特点。

(一) 一个症状可提出多个护理诊断

护理对象所表现的一个症状,可以相应做出一个或数个护理诊断。例如一护理对象夜间睡眠不好,为此表现焦虑,对于这一病人可以提出"睡眠型态紊乱:与失眠有关"和"焦虑:与失眠有关"两个护理诊断。

(二) 相同的护理诊断可以引导不同的护理目标

如一患者由于受到变兽妄想的支配,坚信自己变成了老鼠,像老鼠一样在床下爬行,用手和嘴做挖洞动作,则其护理诊断应是:"思维过程改变:与变兽妄想有关",护理目标定为"使其活动正常",护理措施以照顾其饮食起居为主。然而对另一坚信自己变成老虎的患者,虽然诊断也是"思维过程改变:与变兽妄想有关",而目标则应定为"防止意外发生",因为老虎会有伤人和攻击行为。

(三) 首优的护理诊断应与安全有关

由于护理对象认知、情感、意志、行为过程的异常,他们对个人、对环境中的人或事物缺乏正确的判断能力,甚至可在对自己的情感和行为失去控制的情况下,导致自伤、自杀或冲动、伤人、毁物的行为。例如,抑郁症的患者在情绪低落的基础上有严重的自责自罪的心理,非常痛苦,此时他们认为只有死亡才能够摆脱罪责,所以他们自杀的意念是很坚定的。又如有幻听的患者,特别是命令性幻听对患者的行为有支配的作用,可能会发生难以预料的危险行为。在评估的过程中,如果发现这种症状,尽管危险行为尚未发生,也要充分估计到潜在的危险,首先需要解决的是如何保证他们的安全,所以首先的护理诊断应该是高危的问题,例如"有暴力行为的危险"、"有自伤的危险"等。这些护理诊断确立,有利于采取相应的保护病人的护理措施,防止危险行为的发生。

(四) 异常精神活动的护理诊断大多需要心理治疗

如焦虑:与强迫观念有关;抑郁:与悲观失望有关。护理措施多从心理治疗角度考虑,即使是以生活照料、预防合并症为主的护理,也存在心理治疗的需要。如:木僵状态的病人不吃、不喝、不动,口中有唾液不咽,有大小便不排。这种状态的病人全靠护士供给营养,帮助排泄大小便并要防止各种合并症等。但他同时存在心理问题,因为其意识是清楚的,护士通过深切同情,细心照料,能加速木僵状态解除。相反,如护士态度粗暴,不负责任,这些劣性刺激可诱使其产生消极对抗情绪,产生突然兴奋冲动行为。

二、常用的护理诊断

1. 认知方面

(1) 语言沟通障碍:见于痴呆、意识障碍、木僵等。

(2) 角色紊乱:见于自知力缺乏,某些妄想如非血统妄想、夸大妄想等。

(3) 自我形象紊乱:见于感知综合障碍、疑病妄想等。

(4) 自尊紊乱:见于自责自罪观念。

(5) 感知改变:见于幻觉错觉、感知综合障碍等。

(6) 知识缺乏(特定的):见于缺乏预防、保健知识的患者。

(7) 思维过程改变:见于思维联想障碍、思维逻辑障碍、妄想等。

2. 情感方面

(1) 焦虑:见于焦虑性神经症、焦虑性抑

郁、精神药物不良反应等。

（2）恐惧：见于感知觉障碍、对治疗害怕的患者等。

（3）悲哀：见于亲人丧失、伤残、疾病后的反应。

3. 行为方面

（1）社交障碍：见于抑郁症、痴呆、社交恐怖症等。

（2）社交孤立：见于情绪异常如焦虑、恐惧、抑郁及妄想等。

（3）个人应对无效：见于抑郁症、某些精神分裂症患者等。

（4）不合作（特定的）：见于因为不能耐受药物的不良反应而拒绝治疗的患者等。

（5）活动无耐力：见于抑郁症、老年患者等。

（6）缺乏娱乐能力：见于抑郁症、精神分裂症晚期行为退缩的患者等。

（7）生活自理能力缺陷：见于因幻觉、妄想影响生活自理及抑郁症、痴呆等。

（8）有暴力行为的危险：见于抑郁症、自罪妄想、被害妄想、极度焦虑、恐惧等。

4. 生理活动方面

（1）营养失调：低于机体需要量。见于因幻觉、妄想而拒食、违拗不合作的患者及神经性厌食症、抑郁症、兴奋等。

（2）便秘：见于精神药物不良反应者等。

（3）有皮肤完整性受损的危险：见于长期卧床局部受压过久的患者、自伤等。

（4）体温过高：见于感染及兴奋、躁动过度消耗者。

（5）睡眠型态紊乱：见于兴奋、抑郁状态等。

5. 合作性问题

潜在并发症：如感染、尿潴留、窒息、中毒等。

> 精神科护理的评估与诊断应坚持正文所提"五项原则"，灵活运用观察、谈话、体检、查阅记录等方法，从知、情、意三个方面入手，耐心细致地"捕捉"异常的精神活动与行为的表现，系统地收集资料，对护理对象的一般情况、精神症状和躯体情况认真分析，做出综合、完整的评估，制定出准确的护理诊断。应当注意护理诊断的个体针对性，即同一诊断提出的依据、原因不同，所以其护理目标、措施自然不同，而且精神科的护理诊断都引导着心理治疗的问题，对此应给予足够的重视。

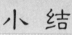

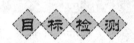

一、名词解释

自我概念

二、填空题

1. 精神疾患收集资料进行评估的方法通常有四种：_____、_____、_____及_____。

2. 精神科护理评估的原则_____、_____、_____、_____、_____。

三、简答题

1. 试述精神科护理评估的目的。

2. 试述精神科护理评估的内容。

3. 精神科护理的诊断具有哪些特点？

第5章 异常精神活动者的常用治疗和护理

学习目标

1. 说出心理治疗与行为治疗的概念与治疗方法
2. 说出环境治疗、团体治疗、社交技巧的概念与意义
3. 列出异常精神活动常用药物的临床应用、不良反应及相应的护理措施
4. 说出电抽搐治疗的概念与护理要点

第1节 心理治疗

一、概 念

心理治疗(psychotherapies)是运用心理学的理论和技术,通过心理治疗人员的言语、表情、行为以及人际关系的交往来改变被治疗对象不正确的认知活动、情感障碍和异常行为的一种治疗方法。其目的是帮助治疗对象减轻心理障碍,改变适应不良的行为方式,促进人格成长,以及更加有效地应对和处理生活中的问题。

心理因素是一些疾病与亚健康状态发生的原因之一,而且护理对象在非健康状态下(包括理化因素导致损伤)会进一步产生各种心理反应,这些将影响其转归及愈后。因此,要想提高医疗效果,必须重视心理治疗。在临床实践中,心理治疗与手术、药物、理疗等一样具有治疗作用。

常用的心理治疗方法可大致分为支持性心理治疗、精神分析心理治疗、认知性心理治疗等。

二、治疗作用

心理因素与亚健康状态、疾病过程有着十分密切的关系。其治疗作用主要在于:

(1)心理因素在心理亚健康状态与心因

性疾病中起着重要的致病作用,在器质性疾病中可以成为诱发因素。

(2)在亚健康状态或患病的过程中,护理对象会产生各种心理反应,这会对其愈后发生较大的影响。

(3)心理治疗影响到机体心身两方面,有时甚至还包括护理对象与家庭及环境的关系。

(4)心理治疗能帮助护理对象增强自我克制能力,提高药物的疗效和增强社会适应能力。

心理治疗的基本理论

心理治疗的学派颇多,但其理论基础都是源自生理与心理、躯体与精神之间辩证统一的原则。躯体的生理情况影响着心理状态的变化,心理因素又作用于躯体,影响着人的生理功能。因此,心理治疗过程中应用心理与生理、个体与环境的相互作用,以达到治疗疾病、维护心理健康的目的。常见的心理治疗理论有情绪与机体功能;条件反射和学习理论;语言在治疗中的作用;神经系统的潜力与可塑性等。

接链

三、治疗原则与方法

(一) 治疗原则

1. 明确心理治疗的适应性 心理治疗应先明确亚健康状态或疾病的性质与心理因素有关,才可进行心理治疗。未明确诊断之前,不可贸然进行心理治疗,以防方法不对症而影响正确的治疗。

2. 全面认识治疗对象 要把接受治疗的护理对象即治疗对象看成是心身的统一体,不仅要知道他的健康问题,还要知道他的个人特点,即要从个性特征、家庭情况、社会环境的相互作用中分析疾病和认识治疗对象。心理治疗的对象包括其本人、家庭和相关人员、群体。

3. 以治疗对象为中心 心理治疗主要是

笔记栏

以治疗对象自己积极的心理因素来治疗疾病。所以,治疗效果的关键取决于治疗对象自己。因此,要善于调动护理对象的积极性,使治疗对象成为治疗过程的主人。

4. 对治疗对象负责 遇有抑郁、厌世的治疗对象,要尽力解脱其情绪危机,防止发生意外。对于护理对象的隐私,不应嘲笑、歧视,并严格为之保密。

5. 选用正确的治疗方法 心理疾病病情复杂,治疗方法较多,所以需要注意方法的选择。各学派方法的治疗着眼点不同,医护人员应博采众长,最好综合应用。同时,心理治疗不排斥躯体治疗,二者如能巧妙地结合使用,往往可取得较为理想的效果。

(二) 治疗的方法

按参与对象的不同可分为个人心理治疗、集体心理治疗、家庭心理治疗和夫妻系列治疗。按治疗时间的长短可分为长期心理治疗、短期心理治疗和限期心理治疗等。现按学派的不同,介绍几种最常用的心理治疗方法。

1. 支持性心理治疗 是运用心理治疗的基本原理帮助治疗对象克服情感障碍或心理挫折的治疗方法。适用于各类治疗对象。它具有支持和加强治疗对象防御功能的特点,能使其增强安全感,减少焦虑和不安。支持性心理治疗方法简单、易行,应用比较广泛。

具体步骤是:倾听(耐心倾听被治疗者的诉述),解释(向被治疗者提出切合实际的、真诚的解释),保证(保证和安慰要明确,以事实为依据,决不可轻加许诺),建议(帮助被治疗者了解问题所在,自己找出解决问题的办法)和调整关系(治疗结束时,引导他们不要依赖治疗者)。

2. 精神分析法 经典的精神分析法通常采用个别会谈的形式,主要的治疗技术有:自由联想,梦的解析,移情和解释。在分析过程中,治疗者逐渐了解被治疗者幼年的生活经历和情感关系,以及目前症状背后的无意识动机,然后运用解释的技术让他认识到,使其正视自己的内心欲望和现实环境,把无意识的东西变成意识的,从而采取有效的应付方式,消除症状。

3. 催眠与暗示 暗示是指以某种信息影响别人心理活动的特殊方式。暗示疗法就是使治疗对象不经过逻辑判断,直觉地接受治疗者灌输给他的观念而取得治疗效果的一种疗法。其中,治疗者的权威性、他的知识和治疗能力是进行暗示的重要条件,治疗对象的人格特点及情绪状态对接受暗示的程度有重要影响。如果治疗对象与治疗者的关系良好,信任治疗者,暗示的效果就好;反之就会拒绝暗示。催眠状态下的治疗对象容易接受暗示,临床常用的催眠方法有语言诱导法和药物诱导法。

4. 松弛训练 松弛疗法主要用于消除紧张与焦虑,打破由于"焦虑—肌肉紧张—进一步焦虑"形成的恶性循环。

5. 森田疗法 是日本学者森田正马创用的一种方法,他认为正确的对待方法是要接受现实而"顺其自然",使机体本身的功能得以恢复。

> **森田正马及森田疗法**
>
> 森田正马1874年出生于日本高知县,幼年时身体虚弱,20岁时患"发作性神经症",1902年从东京帝国大学医学部毕业,参加工作后他对自己的"疑病素质"有了认识,并摸索特殊的、以后被人称之为森田式的治疗方法。他提出:①神经质的本质论;②症状发生的心因性因素;③少见衰弱不是真的衰弱,而是假想的、主观臆断的;④神经症者有很强的生存欲等。1938年,他因病离开人世。森田疗法的基本理论认为,神经症是在疑病素质的基础上发展起来的。具有疑病素质的人,内省力强,求生欲望强烈,经常为自己的身体担忧。他们经常把一些正常的生理反应看做是病态,疑神疑鬼,忧心忡忡,天长日久,真的成为病态。正确的对待方法是要接受现实而"顺其自然",使机体本身的功能得以恢复。具体方法为:静卧期、轻工作期、重工作期和复杂生活实践期。治疗过程中,尽量让患者把治疗过程中的感受和体验记下来,通过辅导与交流,逐渐恢复其正常功能。
>
> 接链

6. 认知疗法 认知疗法对心理障碍者的治疗重点在于减轻或消除功能失调,并帮助建立和支持适应性功能,鼓励个体辨识内在因素,即导致障碍的思想、行为和情感因素。认知疗法基本技术共有下述几种。

(1) 识别消极与错误的认知:护理对象

常在发生不愉快之前,已存在一些未意识到的消极想法,而且常由此引出消极的行为方式来处理事情。所以,首先要指导护理对象学会识别已存在的消极想法,并进一步纠正认知错误。治疗中治疗者应该听取和记下被治疗者诉说的消极想法以及不同的情景和问题,然后要求并协助他归纳出一般规律,找出其共性。

(2)真实性检验:即检验错误信念,这是认知疗法的核心,非此不足以改变个体的认知。在治疗中鼓励他将其自动性想法当作假设看待,并设计一种方法调查检验这种假设,结果他可能发现,95%以上的调查时间里他的这些消极认知和信念是不符合实际的。

(3)淡化认为别人对自己注意的意念:大多数抑郁和焦虑者感到自己是人们注意的中心,他们的一言一行都受到他人的"评头论足",因此,他们认为自己是脆弱的、无力的。治疗时要求他们记录下别人对他们的不良反应发生的次数,结果发现几乎很少有人会注意其言行。

(4)善于辨别自己的苦闷或焦虑水平:鼓励个体对自己的焦虑水平进行自我监测,促使他认识焦虑波动的特点,增强抵抗焦虑的信心。

四、心理治疗在护理程序中的应用

心理治疗在护理工作中起着非常重要的作用。例如,心理支持疗法便可直接应用于护理程序的各个环节。一些受情绪困扰的人在家里时大吵大闹,可是到了医院后,护士耐心地关心照顾他,倾听其倾诉内心痛苦,运用心理治疗的方法,排解了他内心的苦恼与困惑,他的情绪危机得到缓和。同时,护理人员在适当的时机给他以解释、教育和鼓励,减轻了个体的焦虑程度。一些重症精神病人,常会出现退化性的心理需求。这时,护理人员常会被护理对象当成他们"象征性的父母角色"而对护理人员吵闹、依赖或讨好等。此时,护士应能理解这是护理对象的情感转移,适当地运用心理支持疗法来关心、疏导他的情绪,建立良好的治疗关系,同时评估护理对象与他人人际交往、情绪表达方式等,为护理对象安排好环境等,同时合并认知治疗、行为治疗等。

第2节 行为治疗

一、概　念

行为治疗(behavior therapy)是根据学习心理学和实验心理学的理论和原理,对个体反复训练,以达到矫正适应不良性行为的一种心理治疗。这种方法是在治疗师指导下,治疗对象学会调整自己的身心功能,并主要靠自己的行动来改变心理状态和克服不适应环境或社会的异常行为,使自己与环境保持和谐一致。

病态行为是由不正确的认知和评价所导致,治疗时应先改变治疗对象的错误认知和情绪,才能纠正异常行为。所以,认知治疗和行为治疗应结合应用,称为认知行为疗法(cognitive behavior therapy)。

行为治疗基本理论

1. 经典条件反射:巴甫洛夫(Pavlov)创立的条件反射学说是行为治疗理论的基石,他通过一些著名的实验,阐明了条件化刺激的建立及其后继反应的规律。

2. 学习理论:代表人物华生(Watson),他认为无论是简单的或复杂的行为都是学习的结果,行为既可以习得,也可以抛弃,因此,重点在于教育。

3. 强化作用:代表人物桑代克(Thorndike),他认为行为的目的不是为了获得奖励就是为了逃避惩罚。最初,动物对同一种刺激可能会做出各自不同的行为反应,但只有那些能给自身带来好处的行为反应更容易与这一刺激相联结,并在这一刺激重现时可能再次发生。

4. 操作性条件反射:代表人物斯金纳(Skinner),他以老鼠为实验对象,在实验中设计了各种情境,给予正向增强或处罚,使老鼠能持续实验者想获得的行为。根据这一原理,可使行为朝预期的方向改变,逐步建立原来没有的行为模式。

二、治疗作用

行为主义理论认为,任何适应的和非适应的行为,都是经过学习形成的,也可以通过学习增强或消除,所以行为治疗的作用就是帮助被治疗者消除错误的或者是不适应的行为。躯体疾病或精神障碍都是机体某一行为或某些行为失常,也都可以通过行为的矫正而得到治疗。行为疗法的治疗作用就是基于以下几种原则和做法而取得的。

1. 强化原则　以强化物作为能够增减预期行为出现频率的刺激物。用奖励的方法强化所期望的行为,用惩罚的方法消除不当行为,从而达到治疗目的。

2. 处罚原则　当不当行为出现时即给予厌恶刺激可以达到遏制不当行为的目的。如在儿童的手指涂上风油精可以减少儿童吸吮手指的行为。

3. 消除法　是用不再给予原先条件行为的刺激物以达到使条件行为反应次数减少的目的。如对护理对象"引起他人注意"的行为予以忽视,同时对他参加集体活动的行为予以鼓励即正强化,则可消除前项不当行为。

4. 泛化　一个婴儿本来对带毛的小动物并无惧怕反应,但却惧怕强烈声响,如把两者结合起来出现达1周时间,结果后来只要小白兔出现,即使没有声响,婴儿也有情绪反应,这就是泛化现象。

5. 行为塑造　是运用强化的方法,将达到终点行为(受欢迎行为)的训练过程分成若干步骤,逐步塑造。

三、治疗原则与方法

(一) 治疗原则

1. 建立良好的护患关系　护患关系的好坏直接影响治疗的成功与否。

2. 应对健康问题的原因和性质提出令人信服的解释。

3. 注意发挥治疗对象的主观能动性　当参谋而不包办代替,防止治疗对象过分依赖治疗者。

4. 动员各方力量配合治疗　使家属和亲友积极配合治疗。

(二) 常用方法

1. 系统脱敏法　让被治疗者反复接触他认为对他是有害的刺激,直到对这种刺激已经习惯,而不再出现病态的反应。临床上常用于强迫症、恐怖症患者的治疗。

方法:先教护理对象学会放松,然后将引起护理对象焦虑反应的事件按由轻到重的次序排列成5~10级,在放松的情况下让护理对象想象程度最轻的焦虑情景,继续放松直至焦虑消失,开始下一个层级,如此反复直到全部完成。

2. 暴露法　让护理对象暴露于引起强烈恐惧和焦虑反应的情境中,但治疗对象担心的可怕结果并未发生,从而使症状消失。临床常用逐级暴露的方法进行治疗,常用于恐怖症和强迫症的治疗。

3. 厌恶疗法　将引起躯体痛苦反应的刺激与不良行为结合,当治疗对象出现不良行为时即体验到痛苦反应,从而产生厌恶,而使不良行为消退。适应证为吸毒、酗酒、烟瘾及某些类型的性变态,常用的厌恶刺激有电击、药物催吐等。

4. 强化法及消退法　当治疗对象出现适应性行为时就给予奖励,而出现非适应性行为时则给予惩罚或不予理睬,从而使良好行为保留下来,不良行为慢慢消退。这种疗法主要用于对住院护理对象的行为矫正和训练。

5. 生物反馈　利用专门的仪器将人体生理心理反应中不易觉察的信息如皮温、肌电、脑电、血压、心率等记录下来,并放大转换成人们可以直接感受到的信号,训练有意识地控制内脏活动,达到自我调整和防病治病的目的。

四、在护理程序中的应用

1. 护理评估　在应用行为疗法时应注意护理对象的行为问题。除一般资料外,尚应注意:个人成长资料及其目前问题发生的时间、频率;问题发生时的情况和严重程度;近期有无生活事件,生活事件的内容及强度;问题行为发生后的结果;护理对象的爱好、动机、兴趣及社会支持;家庭成员的情况,与被治疗者的关系及被治疗者在家庭中的角色。以上的资料及其一般资料最后应能明确以下几个问题:护理对象的问题行为,问题行为发生时的情境,行为发生的结果,影响问题的因素,护理对象自己对问题的看法、感受和对治疗的态度。

2. 护理诊断　如"社会隔离,由抑郁及缺少信任感所导致;表现为悲伤、情感平淡、缺乏沟通、缺乏社会支持";还可有焦虑、睡眠型态紊乱和性功能失调等护理诊断。

3. 护理措施　在进行行为矫正时,首先护理对象应明确同意治疗,并保证主动参与。换句话说,护理人员是在帮助护理对象完成一份"自我管理方案"以改变不当行为。为了让护理对象能够明确自己的责任。应以书面的形式与护理人员制定一份具有契约性质的保证书,以保证治疗方案能够贯彻执行。

第 3 节　环境治疗、团体治疗、社交技巧训练概述

一、环境治疗

环境治疗是指有目的、有计划地利用环境中与治疗对象密切相关的人、事和物,以帮助他了解和控制自己的不适行为,学习和发展适应社会的技巧,增强日常生活能力的治疗方法。

人是一个开放的系统,在其生存和发展的过程中,不断地与周围环境相互作用。人类的行为可以看做是对环境刺激的一种反应,与此同时,每一个人对周围环境也具有影响力,因此,既可以把周围环境中的人、事和物当作具有治疗作用的潜力,而且每一个人也可以成为治疗的原动力,发挥帮助其他人的潜能。

环境治疗有几种方式:

(1)提供治疗性环境:保持生活环境清洁、整齐、舒适。为了保证治疗对象的生活和社会功能的完好而不减退,应尽量提供娱乐、交谈和休闲场所,促进治疗对象与他人的交往。

(2)鼓励治疗对象参与管理自己的休养生活:组织建立由治疗对象组成的休养员委员会,并由他们自己担任委员会的各个职务,开展各种各样的活动,防止依赖和退化行为的形成。

(3)重视家属的参与:家属的态度,如何帮助个体巩固疗效,如何避免不良影响和刺激等。

(4)组织治疗对象参加社区活动:组织参加社区活动,增加治疗对象与环境接触的机会,发展他们回归社会和社交的功能。

(5)规范医护人员行为:医护人员是构成治疗性环境的重要成分,所以医护人员要经常检察自己能否做到自尊和尊重他人,是否能为个体的治疗提供良好的帮助,调整自己的情感与规范自己的行为,避免因恶劣的医疗作风而伤害他们。

二、团体治疗

团体治疗(group therapy)是以团体动力学的理论为基础,通过专业人员的指导,使团体中的成员经过有目的的互动过程,获得支持与帮助,从而促进个体自我了解,增强认知和适应环境的功能,改善人际关系的一种治疗方法。

团体的组成可根据个体的性别、年龄、个性特征、诊断以及不同的生活背景等组成数个团体。团体可以是开放性的,即参加的成员是流动性的,也可以是闭合性的,即团体的成员是固定的。团体的大小以 8 ~ 10 人为宜,便于开展活动,进行讨论。团体治疗的疗程是以治疗目的为依据的,每次可以 1 ~ 2 小时,每周 1 ~ 2 次,最好在固定的时间和地点进行。

团体治疗的过程一般分为三个阶段:初期的任务主要是建立团体成员之间的关系,彼此认识和接纳。工作期的主要内容是通过学习、讨论、交流,成员之间彼此信赖、互助、支持,解决现存的问题。结束期主要是处理成员之间在分离时产生的焦虑和失落感,帮助他们回顾自己在团体中获得的帮助和进步,从而树立个人面对未来的信心。

护理人员在团体治疗过程中应承担治疗者和组织者的作用,帮助他们准备好环境,组织好团体,制定治疗计划,指导他们互相沟通、交流,提供咨询,以发挥团体治疗的功效。

三、社交技巧训练

社交技巧(social skill)是个人在符合社会要求或者在社会规范要求下所表现出的人际行为。它包括会谈技巧、社会知觉技巧和处理特殊问题技巧。

人际的行为是由学习而得来的。早期社交能力学习是通过角色示范和直接模仿而来,儿童从观察父母的行为来学习语言行为和非语言行为。社交技巧的表现与特殊情境有关,在不同场所、社会文化背景和规范下,个人会表现出不同的社交技巧。因此,社交技巧的缺乏有它自身的特殊性。如某人有社交技巧缺

乏,则必须进一步考察这种缺乏是由于他未曾学过,还是因长期不用而生疏,或者有其他原因,如过度焦虑及思维障碍都可能抑制或干扰社交技巧的表现与应用。护理对象因病长期住院,脱离社会时间过长也会造成社交技巧不足。

社交技巧训练是否达到预定目标,可由以下四项指标加以衡量:个体是否有目标所要求的行为反应;个体是否能将学会的行为反应运用到日常生活中;个体所学的技巧能否保持下去;个体所学技巧在改变其生活质量上的作用如何。

第4节　异常精神活动的药物与电抽搐治疗

一、常用的药物治疗与护理

精神药物是指能影响人的精神活动,并能有效地控制某些精神症状的药物。

(一)精神药物分类

根据精神药物的药理作用和临床应用,可将其分为四大类:

1. 抗精神病药　主要用于治疗精神分裂症或其他重性精神病的药物,种类繁多,常用有氯丙嗪、奋乃静、氟哌啶醇、氯氮平、奥氮平、舒必利、利培酮等。

2. 抗抑郁药　主要用于治疗抑郁症的药物,常用的又分四类,单胺氧化酶抑制剂的吗氯贝胺;三环类药物的阿咪替林、氯咪帕明等;四环类药物的马普替林;选择性5-羟色胺回收抑制剂(SSRI)的氟伏沙明、氟西汀、帕罗西汀、舍曲林等。

3. 抗躁狂药　主要用于治疗躁狂症的药物,如碳酸锂。

4. 抗焦虑药　主要用于解除紧张、焦虑状态的药物,常用于镇静催眠。常用有苯二氮䓬类的地西泮(安定)、硝西泮(硝基安定)、艾司唑仑(舒乐安定)、阿普唑仑(佳静安定)、洛拉酮(罗拉)和丁螺环酮等。

(二)抗精神病药

1. 药理作用及作用机制

(1)中枢神经系统作用:镇静作用,患者表现为安定、嗜睡、精神活动缓慢,但智能不受

影响;镇吐作用;降低体温作用;致痉作用;锥体外系统的作用,引起锥体外系症状;对神经内分泌的影响,可致泌乳、闭经、性功能障碍等。

(2)对自主神经系统的作用:对心血管的作用,可致血管扩张,易发生直立性低血压,还可引起ECG改变;抗胆碱能作用,引起口干、便秘、视物模糊、多汗、心动过速、肠麻痹、尿潴留。

2. 临床应用

(1)适应证:临床上主要用于治疗精神分裂症,对精神分裂症的各种类型有不同的疗效,其中以紧张型效果较好,偏执型、青春型次之。对情感性精神障碍的躁狂状态疗效显著。对心因性精神障碍、更年期精神障碍均可应用。也可用于脑器质性精神病和症状性精神病的对症治疗,但剂量宜小。抗精神病药不宜用于神经官能症,一般不作为催眠药应用。

(2)禁忌证:严重心血管病,严重肝、肾疾病,各种原因引起的中枢神经系统抑制或昏迷、急性感染、高热、血液病、造血功能不良、药物过敏等应禁用。老年人、孕妇、儿童应慎重使用。

(3)药物选择:选择药物时,应熟悉药物的性能、药理作用、症状作用谱及不良反应,也应考虑护理对象个体差异。各种药物的效应大致相同,但其作用谱各异,可按不同的症状予以选择。另外,抗精神病药有高效价与低效价之分,属于低效价者如氯丙嗪、氯普噻吨,其特点为镇静作用强大,对心、肝毒性大,锥体外系反应小,有效剂量较高;高效价药物如奋乃静、氟奋乃静、氟哌啶醇,其特点为镇静作用弱,锥体外系反应强,对各脏器毒性较小,有效剂量小;应注意,高效价不等于高疗效。

(4)用药方法:一般采用口服法给药,尽量单一用药,从小剂量开始逐渐增量,达治疗剂量后,经6~8周症状缓解,再持续3~4周方可逐渐减至维持剂量,维持剂量以治疗剂量的1/3~1/2为宜。维持治疗一般2年左右。对兴奋躁动、不合作的患者可采用注射法给药,必要时也可静脉注射。

常用抗精神病药物的不良反应和处理

1. 锥体外系症状　最常见的不良反应,表现形式有以下四种:①急性肌张力障碍,常

于治疗后数日内发生,临床表现为斜颈、扭转性痉挛、角弓反张等,咽部肌肉痉挛时可引起呼吸困难、窒息。即刻肌注东莨菪碱 0.3mg 可迅速缓解,必要时减量或停药。②震颤麻痹综合征,常在治疗早期发生,主要表现为齿轮样肌张力增高,动作缓慢,碎步,面具脸,唇、舌、双手震颤。可用抗胆碱能药物如安坦治疗,必要时减量或换药。③静坐不能,多数发生于药物治疗早期,表现来回走动,坐立不安,不能静卧,伴焦虑情绪。口服苯海索(安坦)、地西泮或普萘洛尔可缓解症状。必要时减量或换药。④迟发性运动障碍,由长期大量使用抗精神病药物引起,特点为不自主、有节律地刻板运动,如吸吮、咀嚼、鼓腮、舔舌、歪颈、躯干或肢体舞蹈样动作。治疗甚麻烦,应以预防发生为主。

2. 心血管反应　多见直立性低血压、头晕,去枕平卧症状常可缓解。其他有心动过速、心律不齐、ECG 改变,多为可逆性,减药或停药后恢复正常。

3. 精神方面的症状　开始使用镇静作用强的抗精神病药物时,患者常出现乏力、嗜睡、精神不振等,通常可逐渐耐受。有时患者还可表现出焦虑、抑郁、木僵或兴奋躁动等,要注意与原精神症状鉴别,正确处理。

4. 血液学变化　常见的为粒细胞减少症,以氯氮平多见,一旦发生应立即停药并积极治疗,定期(2～4周)复查血常规可预防。

5. 对肝的毒性反应　患者多无主诉,轻者单项转氨酶升高,可酌情减量并予保肝治疗。如程度较重或引起黄疸,应立即停药,积极治疗。

6. 对内分泌及代谢的不良反应　如体重增加、水肿、阳痿、性欲减退、闭经、泌乳等。一般不需处理,停药后可恢复。由于可影响生长发育,儿童不宜长期用药。

7. 皮肤过敏反应　多出现散在性丘疹,严重者可发生剥脱性皮炎。轻者行抗过敏治疗,重者立即停药,并予治疗。

8. 药物过量中毒　由于误服或自杀一次吞服过量药物而引起急性中毒,症状多表现为嗜睡、意识障碍、痉挛、血压下降等,可致人死亡,应积极抢救。

(三) 抗抑郁药

1. 药理作用及作用机制　三环类抗抑郁药作用复杂而广泛,确切的作用机制有待进一步阐明。提高情绪的机制一般认为与阻止去甲肾上腺素和 5-羟色胺的再摄取,而使其突触部位的含量增加有关。

2. 适应证和禁忌证　三环类抗抑郁药具有提高护理对象情绪、减轻焦虑、增进食欲、改善睡眠等作用。对更年期抑郁、抑郁性神经症也有效果,还可用于治疗焦虑症、强迫症、惊恐发作、儿童多动症。禁用于癫痫病、严重的心血管疾病、青光眼、老年肠麻痹、尿潴留、前列腺肥大等。

3. 药物选择　阿咪替林、多塞平除抗抑郁外还有较强的镇静作用,适用于抑郁症伴有焦虑症状、躯体症状及激动症状明显者。多塞平对于抑郁性神经症或慢性疼痛有较好疗效。如抑郁症患者伴有迟滞症状,可选用丙咪嗪,因丙咪嗪有明显提高精神、情绪作用。

4. 用药方法　如三环类药物一般采用口服给药,每日从 25mg 开始,逐渐增加到每日 150～300mg,2～4 周开始起效,起效后再继续巩固治疗。维持剂量为每日 150～200 mg,维持治疗需 6 个月至 1 年。

5. 不良反应　三环类抗抑郁剂常见不良反应是口干、便秘、视物模糊、出汗、震颤、排尿困难等,一般在继续治疗中可减轻。如出现青光眼、尿潴留,应停药并处理;常见心血管系统不良反应有直立性低血压和心动过速,严重者可致低血压性休克、心律紊乱、传导阻滞等;神经精神症状有无力、失眠或嗜睡,较大剂量出现意识障碍或急性谵妄。过敏反应包括荨麻疹、血管神经性水肿、皮疹等。SSRI 类的不良反应一般少而轻。

(四) 抗躁狂药

抗躁狂药主要是碳酸锂。

1. 临床应用　碳酸锂是目前治疗躁狂症的首选药物。锂盐能预防躁狂症的发作和反复发作。禁忌证为急慢性肾炎、肾功能不全、严重心血管病、电解质紊乱、急性感染。

2. 用药方法　开始服药时每次 0.25g,每日 3 次,以后逐渐增加剂量,7～10 天后加至治疗量,一般为 1.0～2.0g,每日分 2～3 次服用。2 周左右开始显效,病情好转后减至维持剂量,一般是 0.5～1.25g。

3. 锂盐的不良反应及中毒 治疗初期可出现恶心、呕吐、腹泻、厌食、头昏、乏力、手轻微震颤、烦渴、多尿。治疗后期出现浮肿、甲状腺肿大、心电图异常,进而出现锂中毒症状,表现为嗜睡、极度乏力、精神迟钝、粗大震颤、共济失调、意识模糊及各种心律紊乱。中毒症状加重时意识障碍加深,出现昏迷,四肢肌张力增高,腱反射亢进,四肢阵发性痉挛或持续性癫痫发作,可危及生命。

注意锂中毒

由于锂盐的治疗量与中毒量比较接近,因此在治疗中应严密观察血锂浓度。在治疗初期应每周测量血锂1次,以后可根据剂量和药物反应每半月或每月测1次。治疗时最佳血锂浓度为0.8~1.2mmol/L,维持治疗的血锂浓度为0.6~0.8mmol/L,1.4mmol/L应视为有效浓度的上限,超过此限容易出现锂中毒。

(五)抗焦虑药

1. 苯二氮䓬类(benzodiazepine,BZ) 常用的有地西泮、硝西泮、艾司唑仑、劳拉西泮、氟西泮等。

(1)临床应用

1)适应证和禁忌证:临床用于各型焦虑性神经症及各种焦虑状态和强迫状态、神经症和癫痫,各种原因引起的失眠、惊厥等。

2)药物选择:苯二氮䓬类药物的作用基本一致,但其代谢产物、作用时间各有不同,应合理选择使用。如护理对象有持续性焦虑情绪和躯体症状,或伴有失眠的焦虑,宜用地西泮;失眠为主的护理对象则用硝西泮、氟西泮、艾司唑仑为佳。苯二氮䓬类药物在控制症状后无需长期服用,为避免戒断症状,应逐渐减量,缓慢撤药。

(2)不良反应:苯二氮䓬类毒性小,安全可靠,一般常见不良反应为头昏、困倦、乏力、嗜睡、口干、上腹不适、便秘、腹泻、视力模糊,偶见兴奋、谵妄。大剂量可致共济失调、语言不清,严重者可致昏迷和呼吸抑制。长期应用可产生药物依赖性,突然停药可引起戒断症状,切忌滥用。有报道可致畸,因此,妊娠头3个月禁用。

2. 丁螺环酮(buspirone) 主要适应证是焦虑症,尤其是对广泛性焦虑症。不良反应不明显,偶见有头晕、头痛、恶心、兴奋、出汗等,减药或停药后症状可减轻或消失。严重肺、肾功能不全及过敏体质者应禁忌使用。

(六)药物治疗在护理程序中的应用

1. 评估

(1)评估患者具有哪些精神症状。

(2)评估患者的躯体状况,以了解患者能承受多大剂量精神药物的治疗。

(3)患者对治疗的态度如何,是合作、抗拒,还是表面合作,有无藏药、拒服药的可能。

(4)患者在服药以后效果如何,有何不良反应发生。

2. 护理诊断

(1)不合作:与否认有精神疾病,或因药物不良反应使躯体不适或缺乏相应知识有关。

(2)潜在并发症:与精神药物治疗不良反应有关。

3. 护理措施

(1)建立良好的护患关系,取得患者的信任,使其乐于与护理人员合作。

(2)反复向患者解释药物对治疗疾病的重要性,躯体不适的不良反应只是暂时性的,以解除患者的顾虑。

(3)设法保证患者把药服下,防止藏药、吐药等行为。对抗拒不服药的患者,也不要采取强迫的方法,可改用其他方式给药,如肌肉注射、静脉输液等。

(4)照顾好患者的生活,减轻因药物不良反应造成的不适和带来的生活不便。

(5)对患者进行健康教育,使其了解药物治疗对于巩固疗效、防止复发的重要性,有长期服药的思想准备。

(6)重视对患者家属的宣传教育,例如,如何保证患者用药的安全,如何观察药物不良反应,不应擅自停药或增减药量,以及为了防止复发而需要长期服药等问题。

二、电抽搐治疗患者的护理

电抽搐治疗(电休克治疗,electroconvulsive therapy,ECT),是利用短暂而适量的电流刺激大脑,引起患者意识丧失和类癫痫样抽搐发作,以达到控制精神症状的治疗方法。

(一) 适应证

(1) 严重抑郁,有强烈的自杀、自伤行为者。电抽搐治疗起效快,疗效较好,一般3~6次即可控制和缓解症状。

(2) 极度兴奋、躁动,有冲动、伤人行为者,一般治疗3~5次后症状即可能被控制。

(3) 拒食、违拗和紧张性木僵者。

(4) 精神药物治疗无效,或对药物治疗不能耐受者。

电抽搐治疗的发现

ECT 的发现源自于1934年关于精神分裂症和癫痫相互拮抗假说的药物抽搐疗法。1936年,意大利的 Cerletti 和 Bini 在获悉药物抽搐疗法成功后立即联想到有可能用电流来诱发抽搐,经以狗做实验确认 ECT 安全后,于1938年4月首次用于人类,一位木僵4年的精神分裂症护理对象经9次电抽搐后精神症状完全消失,以后 ECT 迅速被许多国家接受和使用,从而开辟了精神疾病治疗的新纪元,精神科医师第一次有了用物理方法治疗精神疾病的有效手段。ECT 历经半个多世纪至今有时可为一种行之有效和便捷的治疗方法,对严重抑郁症和精神分裂症的紧张症状群可以选用。

(二) 禁忌证

脑器质性疾病:颅内占位性病变、脑血管疾病、脑炎、颅脑损伤等;重要脏器疾病:严重的冠心病、高血压、心律失常、心功能不全等,肝肾功能损害,严重呼吸系统疾病;急性传染病或急性感染;骨关节病、严重消化道溃疡、血液病;青光眼、视网膜脱离;虚弱护理对象,60岁以上及12岁以下患者。

(三) 治疗护理程序

1. 治疗前准备

(1) 详细采集病史,体格检查包括心脑电图、胸部及脊柱的 X 线检查。

(2) 向患者解释,尽可能解除护理对象的顾虑,取得患者的合作。

(3) 治疗当日晨禁食,测体温、脉搏、呼吸、血压,治疗前排空大小便,取下假牙、眼镜、发夹,解开衣带、领扣等。

(4) 治疗前15分钟肌注硫酸阿托品0.5~1.0mg,防止心律失常,减少口腔、呼吸道分泌物,防止吸入性肺炎、窒息、喉痉挛的发生。

(5) 准备好各种急救药品和器械。

2. 治疗时

(1) 协助护理对象仰卧在床上,颈下放一小枕,头颈部向后微仰以保持呼吸道通畅,肩胛骨下方置一硬枕,使脊柱伸张,以减少治疗时发生脊椎压缩性骨折的可能。

(2) 在口角侧臼齿间放置以厚纱布包裹的压舌板或咬合器,令其咬紧,以防抽搐发作时咬破唇舌和牙齿损伤。

(3) 在皮肤与电极板之间涂上生理盐水及导电胶,以免皮肤受损。

(4) 支撑下颚并固定下颌关节。护士2~4人立于患者两侧,分别保护患者两侧的肩、髋、膝等全身主要关节,在患者痉挛时随着护理对象的抽动自然按扶,以防因过度伸张、抽动而造成骨折、脱臼和肌肉损伤。

(5) 一切准备就绪即可通电,调节电量,电压约 80~110V,通电时间为0.2~0.4 秒(图5-1)。

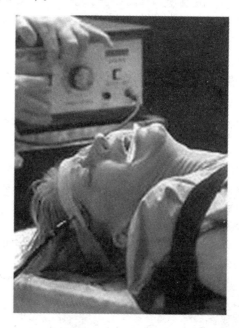

图 5-1　电抽搐治疗

(6) 通过观察护理对象意识是否丧失和肢体是否有规律性的抽搐来确认大发作的发生。

3. 治疗后

(1) 护理对象抽搐发作停止后,将患者头部侧转,使口中唾液流出。同时做人工呼吸,直至患者自主呼吸恢复为止,需要时给予吸痰。

（2）将护理对象安置在安静病室内,压舌板及时取出,保暖侧卧。至少休息30分钟,专人护理,继续观察患者的呼吸、脉搏及意识恢复情况。

（3）部分患者在意识恢复前有躁动情况,应防止坠床,必要时温和约束护理对象或注射安眠药物,待其意识完全清醒后方可离开。

（4）当患者完全清醒、安静以后方可进食。

（5）对暂时性记忆丧失的患者应给予生活方面的照顾,让其了解此为暂时性的障碍,可以逐渐恢复,并且指导患者重新建立对环境、时间和人物的识别能力。

改良抽搐电治疗

改良抽搐电治疗(modified electroconvulsive therapy, MECT),又称无抽搐电休克治疗。方法是,首先静脉缓慢注射1%硫喷妥钠120～300mg全麻,然后再静脉缓慢注射肌松剂0.2%氯化琥珀酰胆碱16～60mg和阿托品抑制腺体分泌,然后通电,其他同电抽搐治疗。此治疗患者发作时无全身肌肉大抽搐,仅额肌与面肌有细微收缩,双眼球偏向一侧等,即示发作。治疗时应密切观察患者的呼吸情况,一般给予吸氧和人工呼吸。肌松剂易引起心血管和肺部并发症,因此,对心脏和肺部疾病的护理对象使用时应慎重。此治疗适用范围较大,如老年护理对象,并可减少骨折发生。

心理治疗与行为治疗是很重要的治疗方法,是对心理学理论、技术的综合应用。在临床和社区服务中常需要向护理对象提供这种专业服务,特别是支持性心理治疗。

环境治疗与团体治疗也是精神障碍者治疗的重要方法。

社交技巧的训练是帮助精神障碍者早日回到社会生活中的重要内容,需要护理人员耐心帮助。

药物治疗是对心理治疗不能有效改善症状的护理对象所最常用的治疗方法,同时必须注意药物治疗的不良反应,并指导服药。

中药、针灸及电抽搐治疗等用于配合前述主要治疗方法。

小 结

目 标 检 测

一、名词解释

1. 心理治疗
2. 行为治疗
3. 环境治疗
4. 团体治疗
5. 社交技巧
6. 电抽搐治疗

二、填空题

1. 支持性心理治疗具体步骤是 _____、_____、_____和_____。

2. 临床常用的催眠方法有_____和_____。

3. 在临床实践中,_____与_____、_____、_____等一样具有治疗作用。

4. 精神分析法通常采用个别会谈的形式,主要的治疗技术有：_____、_____,_____和_____。

5. 认知疗法的核心是_____。

6. 根据精神药物的药理作用和临床应用,精神药物可分为_____、_____、_____、_____。

三、选择题

1. 关于暗示治疗,哪一项是错的　　　　（　　）
   A. 医生在病人心中要有权威性
   B. 病人要对医生有信任感
   C. 暗示是客观存在的心理现象
   D. 暗示治疗的效果不受年龄、性别、文化水平、个性的影响

2. 在吮指癖小儿的手指上涂苦味药属于哪种治疗　　　　　　　　　　　　（　　）
   A. 系统脱敏治疗　　　B. 暴露法治疗
   C. 厌恶治疗　　　　　D. 生物反馈

3. 不适宜精神病患者的治疗环境是　（　　）
   A. 病床安置适当,使患者感到有属于自己的空间
   B. 鼓励患者与周围人接触
   C. 为患者提供娱乐、休闲的场所
   D. 将患者与外界完全隔绝

4. 对团体治疗的描述,不恰当的是　（　　）
   A. 团体的组成需经过选择
   B. 团体的成员可固定或流动
   C. 团体的大小以8～10人为宜
   D. 治疗的时间和地点最好经常变换

5. 护士在团体治疗中不应该作为　（　　）
   A. 治疗者　　　　　　B. 旁观者
   C. 指导者　　　　　　D. 组织者

6. 仅通过社交训练不能做到　　　（　　）
   A. 使患者建立自尊自信
   B. 逐步改善孤立退缩状态
   C. 增进与社会交往和适应的能力
   D. 使患者完全恢复正常

7. 治疗精神分裂症的首选药物是　　（　　）

A. 地西泮　　　　　B. 氯丙嗪

C. 碳酸锂　　　　　D. 阿咪替林

8. 大剂量氯丙嗪治疗精神分裂症,须注意以下副作用,哪项除外　　　　　　　　　　（　　）

A. 痉挛性腹痛　　　B. 粒细胞减少

C. 直立性低血压　　D. 震颤麻痹

9. 躁狂症首选的治疗药物是　　　　　（　　）

A. 氯丙嗪　　　　　B. 丙米嗪

C. 碳酸锂　　　　　D. 奋乃静

10. 一服用丙米嗪治疗的抑郁症患者,午睡后起床时突然摔倒,面色苍白、出冷汗,脉搏细速,血压下降,下列紧急处理中不正确的是　　　　（　　）

A. 立即通知医生

B. 立即让患者平卧

C. 按医嘱给予肾上腺素

D. 按医嘱给予去甲肾上腺素

四、简答题

1. 行为疗法的治疗作用是基于哪几种原则和做法而取得的?

2. 支持性心理治疗的对象、目的是什么? 护理中如何应用?

3. 锂盐治疗中为什么需要监测血锂浓度?

4. 如何指导护理对象按医嘱用药,用药期间需观察什么?

5. 电抽搐治疗前护士应做好哪些方面的准备工作?

笔记栏

第6章 情感活动异常者的护理

学习目标

1. 说出情感障碍、焦虑、恐惧、愤怒、悲伤、情感低落、抑郁、情感高涨、躁狂、情感淡漠的概念

2. 说明情感反应的连续性

3. 评估不同程度的焦虑、恐惧、愤怒、悲伤、情感低落、抑郁、情感高涨、躁狂、情感淡漠

4. 能正确实施焦虑、恐惧、愤怒、悲伤、情感低落、抑郁、情感高涨、躁狂、情感淡漠的护理措施

5. 对情感活动异常的患者表现出理解、耐心、关爱与尊重的态度

愉悦欢乐,抑郁痛苦,"酸甜苦辣",人生百味。这情感活动,伴随着我们每个人一生的始终,它是我们对客观事物是否符合或满足自己需要的不同程度和类型的心理体验。每当我们的需要得到满足,就会感到愉快、快乐、心情舒畅,即产生了积极的肯定性的情感活动;而当我们的需要没有得到满足,则容易感到悲伤、抑郁、心情不快,即产生消极的否定性的情感反应。情感活动还与认知、意志行为有着密切的联系。正确认识护理对象和护理人员自己的情感活动的变化,将会提高护理水平。

第1节 概 述

一、情感障碍的概念

情感障碍是一组人对客观事物是否符合或满足自己需要的异常心理状态。它主要包括了焦虑、恐惧、愤怒、悲伤、情感低落、情感高涨、情感淡漠等。其中的大多数情感障碍在日常生活经历中经常遇到。

情感活动及其障碍有五个主要特点:①有内在的心理感受;②常通过表情、言语、

形体语言构成外在表现;③可产生相伴随的生理变化;④受社会、文化、历史等多因素影响;⑤除情感淡漠外,具有感染性,可影响周围人。

判断一个人的情绪情感反应是正常或不正常时,我们可以把健康与疾病看做是一条轴线的两端,人的健康状况随时在这条轴线上移动,且具有连续性。如图6-1示:

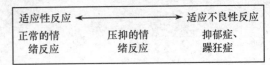

适应性反应 ←		→ 适应不良性反应
正常的情绪反应	压抑的情绪反应	抑郁症、躁狂症

图6-1 情感反应的连续性

正常的情绪反应表示一个人对自己的感觉开放,并能觉察出它们的存在。个人在面临失落的压力时,会出现情绪的压抑,可被看做是适应不良性情绪反应,表示一个人否认自己的感觉,疏远自己的感觉或内向投射这些感觉,短期的压抑可能是应激的一种方式,但长期的压抑将干扰机体的正常功能。最严重的反应是抑郁症或躁狂症。我们可以从情感反应的严重性、广泛性、持续性、干扰一般社交和生理功能的程度来确认其情绪反应的性质。

二、情感障碍的原因

情感障碍的原因尚未阐明,可能是多因素、综合作用的结果。

情感障碍的发生主要与下述因素有关:①遗传缺陷。②个人成长中对压力、失落的认识与调整不足。③特殊生理状态下或某些疾病对内分泌改变的影响。④心理与社会的压力。

第2节 焦虑者的护理

同学小丽(高中二年级),从开学到现在

笔记栏

的一个多月,总觉得自己被笼罩在一种紧张的学习、迎接高考的氛围中,脑子里总是转着高考的问题,感觉也与以前有所不同。心跳的剧烈程度比以前强得多,觉得身体有种不舒服的燥热,思维不太容易受控制,注意力不容易集中。关节有点肿、痛,还感到恶心,有腹泻,不想吃东西。这些反应常干扰上课,也影响到课余的复习进度,尤其妨碍考试时的临场发挥,考试成绩不理想。

小丽怎么了? 原来她出现了考试焦虑。

一、焦虑的概念

焦虑是指个体对于未确定的危险因素所产生的模糊的不适、不安和预感性的情感体验,并可伴有自主神经系统的反应。它是人的一种很普遍的情感体验,人们在生活中通常用"紧张、不安、害怕"等词汇,描述焦虑这种"不舒服"的心理状态。

引起焦虑的因素包括威胁个人的身体与精神的挫折、冲突、应激等,这些因素可能是客观的真实事件或物体,也可能是个人的主观想象。不同强度的引发因素可造成相应的或轻或重的焦虑。

轻度的焦虑表现为紧张,是适应性的正常反应,它通过一定程度的兴奋,调动了人的潜能,提高适应能力,有助于个体更好地应付环境变化;而中度或重度的焦虑,表现为适应不良,通过心理与生理的改变,限制人的能力的发挥,阻碍正常、积极的行动。严重者可发展成焦虑性神经症(简称焦虑症),明显影响其工作、学习、生活及社会功能。如在复习备考时,适度的紧张感可激发和保持学习的动力与潜能,提高学习效率,从而取得更好的考试成绩。而上面案例中小丽同学的焦虑,明显干扰了她的学习和生活,必然影响她的学业发展。

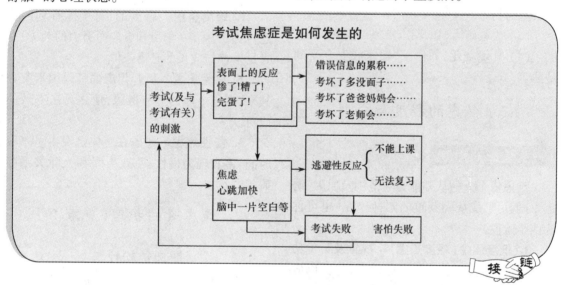

焦虑是可以相互感染的。人们以语言和非语言的方式传导着他们的焦虑,如声音颤抖和断断续续、语调的变化、说话速度不一致等语言的方式或以紧张的姿势、神经质的动作、出汗或两眼圆睁的表情等非语言的形式来表达焦虑。因此,护士可能把自己的焦虑传达给同事和接受她护理的病人;同样,焦虑的病人,其焦虑的表现对护士的情绪也会有一定的影响。

二、焦虑的诱因

引起焦虑的"未确定的危险因素"往往被诱因所促成。其诱因主要包括:

(一)遗传因素

焦虑症在患者家属中的发生率为15%,而一般人中为3%;单卵双生子同病率为41%,双卵双生子同病率为4%,故认为本病可能与遗传有关。

(二)生理生化改变

去甲肾上腺素和肾上腺素分泌增加,对焦虑的发生有重要影响。有人观察到,焦虑症与脑干特别是蓝斑部位和边缘系统的杏仁核及下丘脑的功能损害有关。

(三) 需要被干扰

能对人生存需要构成干扰的任何因素均可导致焦虑,如食物缺乏、空气污染等。

(四) 个性心理因素

有人发现,焦虑症患者多具有敏感、怯懦、易紧张、过分自责、适应环境差的个性特点,常在精神因素作用下发病。精神分析理论认为神经性焦虑可由童年、少年或成年期未解决的冲突重新显现而激发出来。

(五) 所处情境变化

(1) 健康水平降低,生活能力减弱,疾病及衰老,甚至死亡威胁等。

(2) 社会经济地位的变化,如失业、晋升、更换工作、失去社会地位或威信、事业失败、失去贵重财物等。

(3) 失去亲人,如死亡、离别、离婚等。

(4) 环境变化,如住院、搬家或安全受到威胁等。

三、焦虑的程度与分型

(一) 焦虑的程度

焦虑依个人的认知能力与范围及原因、诱因不同,可形成从轻到重的四种程度(也可称为四个阶段):

1. 低度焦虑(轻度焦虑) 视觉及听觉功能灵敏性提高,注意力与警觉性亦提高,以应答变化的环境,激发创造力,有助于个人的成长。

2. 中度焦虑 注意力集中于最关心的事件上,而忽视其他事物,表现为漫不经心、分析与适应力下降及学习费力等,并可伴有交感神经兴奋的症状。

3. 重度焦虑 注意力高度集中于特定事件的细节上,对环境变化不易适应,精力消耗大,正常生理功能被抑制,个人被迫采取某种行为以摆脱痛苦。

4. 极重度焦虑(恐慌) 个人对自己失去理性思考和行为控制,有恐怖、惊骇感,即使有人引导也不能与人有效沟通或完成任务。

> **极重度焦虑**
>
> 张先生,几个月前在商场购物时,突然头晕、出汗、心跳加速,憋气,有一种即将死去的恐惧感觉。路人见他脸色苍白,立即把他送到医院。经检查,除了心率稍快外,心电图等均正常。服用地西泮,3 小时后又一切如常。不料 1 个月后,又一次发作。现在张先生很害怕,不知什么时候那种"濒死感"又会降临。

(二) 焦虑的分型

依据对人的影响及持续时间分为三种类型:

1. 轻度焦虑 轻度的、对个体有利的焦虑,是人为生活、学习和事业而努力的动力,有时是生存与成长的必需条件。

2. 急性焦虑 引起焦虑的危险因素突如其来,超过个体的适应极限,使之无法有效的应对。

3. 慢性焦虑 焦虑在个体已发生了一段时间,多表现为慢性疲劳、失眠和人际关系障碍等。

四、焦虑者的护理(见表6-1)

肌肉放松疗法

首先选择一安静的环境,被治疗者以最舒适的姿势坐在椅子上,让其先做数次深呼吸,护士说明放松步骤,当说到某一部分的肌肉紧张时,接受治疗者即紧缩该部分肌肉 10 秒钟,当护士说紧张已解除,现在该部分肌肉已十分舒缓时,让其尽量放松那块肌肉,每一部分肌肉紧缩、放松的顺序如下:

手部,首先拳头紧握,再放松,其次手指尽量伸展,再放松。肱二头肌与肱三头肌放松。

表6-1　焦虑者的护理

护理评估		护理诊断	护理目标	护理措施	护理评价
生理反应	1. 疲劳,四肢冷,肌张力增高或颤抖,腱反射亢进,瞳孔扩大 2. 面色潮红,脉快,心悸,血压升高,胸部压迫感 3. 恶心,嗳气,胸部烧灼感,口有异味	焦虑: 与……有关 (如环境不熟悉等) 表现为心悸,失眠,无助感,不能放松等	1. 描述自己的焦虑和应对型态 2. 陈述在心理和生理上的舒适感有所增加 3. 应用有效的应对方法控制焦虑或减轻焦虑程度	1. 提供安全和舒适 2. 鼓励护理对象描述其焦虑的感受 3. 减少对感官的刺激 (1) 提供安静、无刺激的环境 (2) 提问要简明扼要 (3) 限制与具有焦虑的护理对象或亲属接触 (4) 指导放松疗法,并提供条件,如热水浴、按摩等 4. 减少或消除不利的应对方式 5. 健康教育	1. 焦虑程度是否降低或消失? 2. 是否能应用有效的应对方法控制焦虑或减轻焦虑程度?
认知反应	认知范围变小,思考不符合逻辑,自省力降低,注意力不集中,记忆力下降,学习能力降低,注意过去,不关心现在和将来				
情感反应	害怕,沮丧,羞耻,罪恶感,气愤,兴奋等	恐惧: 与……有关 (如某种治疗等) 表现为恐怖、受惊;尿频、尿急,注意力不集中等	(详见第3节恐惧者的护理)		
行为反应	哭,笑,吃东西,吸烟饮酒,活动增多,左顾右盼等				

注:护理评估还可使用"焦虑自评量表"(SAS,见本套教改教材《医护心理学基础》)

肩膀,先往后尽量拉,放松,再尽量往前靠,再放松。

头部,首先尽量能够向右靠,放松,再向左靠,放松,再向前伸,直到下额碰到前胸,放松。

唇部,口尽量张大,放松,两颊吹鼓,放松,舌头尽量外伸,放松,尽量往喉咙缩,放松,尽量往上顶,放松,尽量往下压,再放松。

眼睛,尽量睁大,放松,闭紧,放松。

呼吸,尽量吸气,放松,尽量呼气,再放松。

背部,躯干尽量往前伸,使背部呈弓字形,放松。

臀部,臀部肌肉尽量收紧,放松。

大腿,大腿向前伸并提高约15cm,放松,腿尽量往下压,放松。

腹部,尽量收腹,放松,尽量扩腹,放松。

小腿及脚,脚尽量背曲,放松,尽量前伸,放松。

脚趾,脚趾尽量向下曲,放松,尽量向上伸,放松。

最后,要病人完全放松,由脚趾开始,随着身体,上升到眼睛、前额、当病人全部会做时,可只做觉得压力最大的肌肉部分。

面对下岗怎么办?

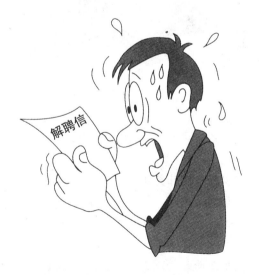

很多长期待岗的人可能出现以下的身体和心理反应、生活和人际关系上的变化:

· 情绪低落

· 没有安全感,对将来没有把握

· 自卑,觉得自己无用

· 自责

· 愤怒

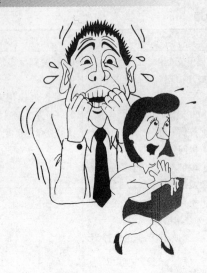

- 容易感到疲倦
- 紧张
- 失眠
- 有轻生的念头
- 吸烟比以前频密
- 饮酒比以前多
- 运动减少
- 觉得家人很啰唆,使自己心情烦躁

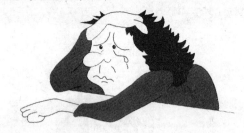

- 在家时间稍长,就会因小事与家人争吵或责骂子女
- 不愿与亲戚朋友来往,恐防他们问及工作情况
- 减少娱乐及社交活动

自我帮助的建议:

- 认识到自己的情绪变化是正常的反应,不用在别人面前掩饰
- 使用正面的方法去发泄情绪

　　例如:(1) 向亲人或朋友倾诉
　　　　　(2) 听音乐
　　　　　(3) 卡拉 OK
　　　　　(4) 运动等等

- 分析失业的原因而对症下药:

　　可能原因:(1) 缺乏经验
　　　　　　　(2) 经济发展减缓
　　　　　　　(3) 缺乏所需技能

(4) 申请的工作与自己的学历、经验不适合
(5) 工作态度欠佳
(6) 缺乏面试技巧
(7) 行业不景气或机构调整、企业转制
(8) 要求工资过高
(9) 年龄的限制,歧视等等

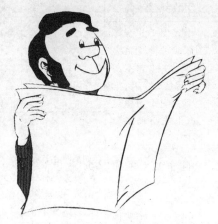

- 以积极的态度去解决失业的问题:

　　(1) 接受培训
　　(2) 不断寻找工作
　　(3) 向有关机构查询及求助
　　(4) 在找到长期工作之前,不要介意暂时做临时或兼职工作

- 妥当安排每天的活动,切勿呆坐家中

　　可以考虑:(1) 陪伴子女上学
　　　　　　　(2) 做家务
　　　　　　　(3) 约会朋友
　　　　　　　(4) 参加技巧训练课程
　　　　　　　(5) 争取机会多与家人相处,沟通
　　　　　　　(6) 做义工

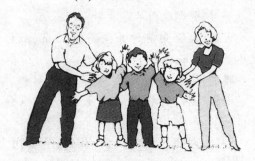

- 定时饮食,有充足及定时睡眠
- 切勿:(1) 滥用药物及酒精
　　　　(2) 无缘无故向家人乱发脾气
- 精神状况和情绪不稳定时向专业人士求助

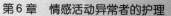

例如：医生、临床心理工作者

旁人可给予的帮助：

· 鼓励　下岗者多安排活动，切勿呆坐在家中
· 聆听
· 谅解　下岗者的心情及避免引起更多冲突
· 避免　将下岗者与他人比较；在他人面前讨论或批评下岗者，责怪及埋怨，在下岗者面前喋喋不休；强迫他们立刻要找到工作

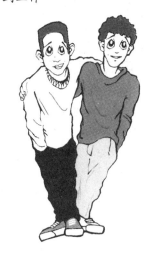

第3节　恐惧者的护理

同学小凡（高中一年级学生），半年前的一天早晨，在走到广场当中时，突然感到害怕、惊恐，自己也说不出是什么原因。此后，他再也不敢到广场去了。渐渐地胆子越来越小，不敢上楼顶平台，不敢步行过桥，甚至在楼房的阳台浇花也胆战心惊。他的这种情感体验称为恐惧。

一、恐惧的概念

恐惧是指个体在面临并企图摆脱某种危险情境而又无能为力时产生的情绪体验。恐惧是人类和动物共有的原始情绪之一，它常有退缩或逃避的动作，并伴有异常激动的表现，如心慌、毛发竖立、惊叫、预示危险的面部表情和姿态等。

引起恐惧的危险性刺激因素是多方面的，如人们熟悉的环境发生了意想不到的变化，奇怪、陌生、可怕的事物突然出现，黑暗、巨响、凶猛动物、歹徒、悬空、身体突然失去平衡及他人恐惧情绪的感染等，都可能引起恐惧。但关键因素还是主体自身缺乏处理危险情境的能力。当人感到生命受到极度威胁，又无能为力时，会产生绝望情绪。有的刺激还可能导致人的心理变态，出现强迫性的恐惧症状，成为恐怖症。

二、恐惧的程度

由于引起恐惧的特定原因和个体的感应不同，可表现出四种不同的程度：①不安；②担心；③害怕；④恐惧。对原因夸大并持续性恐惧的状况，临床医学将其称为"恐怖症"。如果恐惧影响学习、工作或社会生活，就应予以治疗。

青少年常见的恐人症

恐人症是恐怖性神经官能症的一种。在我国心理咨询门诊中较常见，多发于青少年，30岁以上发病者罕见。

恐人症的心理病理学基础是幼儿期的性行为；发病条件为腼腆、羞怯的个性及现实生活中心理上遇到的困难和挫折。

弗洛伊德提出：人出生后到青春期前就有性欲望。例如他们喜欢裸体，向异性小同伴出示性器官，窥视并抚摩同性或异性儿童的阴部和性器官，模仿大人的性行为，主动参加儿童性游戏等。因幼儿对性尚缺乏羞耻心，他们对他们上述的所作所为，心理上是不以为然的。但随着年龄的增长，进入青春期以后，他们对初萌性欲有了较强烈的羞耻心，"非礼勿视"、"男女授受不亲"的观念在他们的心中作梗，即使童年时代两小无猜的异性朋友，也互相躲躲闪闪，羞羞答答。心理学上叫"异性疏远期"。

此时期，他们容易回忆起幼儿期所做的那些事，用自己还理解不深的成人社会的性道德准则去审视它，认为自己小小年纪就曾经学"坏"，做"小流氓"，从而产生"罪恶"感，使自己更加羞愧难容。在正常情况下，性生理、性心理协调同步发展，很多人经过了"异性疏远期"之后，自然而然地向"异性亲近期"和"两性初恋期"挺进。而他们却不然，竟在异性疏远期停留下来，表现为性心理的明显不成熟。一方面，他们对异性充满幻想，亦步亦趋；另一方面，又怕广为人知，企图掩饰。他们时不时不由自主地用眼或眼的余光射向异性身体的某些部位（下身、胸脯、大腿、脸蛋等），如无人发觉，内心还平静、踏实；如果此时此刻发现对方或旁人瞥视了他,或与他的目光碰到了一起,那就不得了。对于他们来说,最使他们感到羞愧的莫过于隐藏在心中的性爱秘密被揭穿,他们即时脸红、心跳、气急,面子不知往哪里搁。他们及时做出错误的判断:"别人肯定看出了我的'坏'思想了!"一次又一次如此反复之后,见人就怕,不敢正面看人。开始只是对个别人、异性,逐渐地,所有人都怕,异性同性,概莫能外。严重阶段还可以表现为敏感性关系妄想,无端怀疑别人咳

嗽、吐唾沫或三三两两在一起说话,都是鄙视他(她),议论他(她)眼是"色眼"、"淫秽眼",人是"色魔"、"色狼"什么的。本来品学兼优的学生或刚步入人生不久的优秀人才,在这种困惑的痛苦折磨下,被迫退下阵来,多可惜啊!

所以,如果得了恐人症,应赶快到心理咨询门诊,寻求心理医生的帮助。

三、恐惧者的护理(见表6-2)

表6-2　恐惧者的护理

护理评估		护理诊断	护理目标	护理措施	护理评价
生理反应	1. 疲劳,四肢冷,肌张力增高或颤抖,腱反射亢进,瞳孔扩大 2. 面色潮红,脉快,心悸,血压升高,胸部压迫感 3. 恶心,嗳气,胸部烧灼感,口有异味	恐惧:与……有关(如某种治疗或危险情境)表现为躲避、集中注意危险、哭泣、颤抖、心悸等	1. 能表达恐惧的感觉 2. 能说出恐惧的原因 3. 感到恐惧时能主动提出帮助的需要 4. 有效地利用应对方法减轻恐惧 5. 在心理和生理上的舒适感有所增加	1. 适当地陪伴和支持 2. 设法减少或消除引起恐惧的有关因素 3. 健康教育:(1)指导护理对象找出问题所在(2)教给护理对象控制恐惧的方法(3)培养良好的个性和坚定的意志品质,以降低恐惧的程度	1. 恐惧感觉是否减轻? 2. 恐惧的行为表现和体征是否减少?
认知反应	认知范围及深度受限,主体自身缺乏处理可怕情境的能力				
情感反应	畏难、懊悔	焦虑:与……有关(如失业等)表现为心悸、血压升高、易激动、健忘等	(详见第2节焦虑者的护理)		
行为反应	惊叫、退缩、逃避、注意力和警惕性增高				

动人的一课

我10岁的小女儿莎拉曾给我上了一堂有关勇气的课。莎拉一只脚先天肌肉萎缩,不得不依靠支架活动。一个明媚的春天清晨,她回家对我说她参加了户外体育比赛——一个包括跑步及其他竞技项目的比赛。看着她的腿,我飞快地转动脑筋,想说些——正像许多名教练在队员面临失败时所要讲的那样——鼓励我的小莎拉的话。然而我的话还未出口,莎拉仰起头说:"爸,我赢了两场比赛!"

我简直不敢相信自己的耳朵!莎拉接着说:"我比他们有优势。"

啊哈!我明白了,她肯定可以比别人先跑几步,因为身体的原因而得此照顾……可是

我正要发话,莎拉又说:"爸爸,我没有先跑。我的优势是我比她们努力得多!"

这就是勇气!这就是我的女儿莎拉。

(斯坦·弗来格)

人生警句

没有伟大的意志力,就没有雄才大略。

(巴尔扎克)

第4节　愤怒者的护理

一、愤怒的概念

愤怒是因受外界干扰压抑了自己愿望,阻碍了自己目的的实现,而产生并积累的紧张感

的情感体验。

愤怒的引发多与对外界干扰因素的阻碍作用的意识程度有关。若完全看不清是什么人或什么事妨碍他达到目的,愤怒并不发生;而当他看清楚障碍,并认定它是不合理的、恶意的,愤怒则容易发生,甚至会引起对阻碍者的攻击行为。

二、愤怒的程度

愤怒的程度取决于干扰的程度、次数及挫折的大小,也受人的个性倾向和心理特征的制约。愤怒表现为一个连续递进的过程,通常可分为六种不同的程度:①轻微不满:即稍感不悦或感到未充分满足;②生气:即因未达目标而不愉快;③愠怒:即竭力克制但已有明显表情而未发泄的愤怒;④激愤:即动作、言论较激动的愤怒;⑤大怒:难以压抑、一倾而出、表现激烈的愤怒;⑥暴怒:即突发猛烈且不加克制的大怒。

三、愤怒的作用

(1)有利作用:它可激励、表达和提高自我,同时还有赋予力量和防御等作用。

(2)不利作用:表现在诱发躯体疾病;表达方式不适当,产生被动行为、攻击行为,甚至暴力。

四、愤怒者的护理(表6-3)

表6-3　愤怒者的护理

	护理评估	护理诊断	护理目标	护理措施	护理评价
生理反应	面色发红或发白,咬牙切齿;心率加快,呼吸深快,肌肉张力加大,表情不悦,握拳,哭泣等	有暴力行为的危险: 与……有关(如不能接受事实)表现为发怒、握拳、脸红、咬牙切齿等	1. 能表达愤怒,不伤害自己或他人 2. 有效地利用应对方法妥当处理、平息愤怒	1. 防止愤怒发生 2. 主动耐心地倾听护理对象倾诉其愤怒的情感 3. 了解原因,协助解决 4. 对有暴力行为者,适度地限制其行为 5. 帮助其以一定的方式宣泄愤怒	愤怒程度有否减轻或消失?
情感反应	拒绝提起愤怒的原因,懊恼,易发怒				
认知行为反应	认识自我表现的程度降低,拒绝与人沟通,暴力,讽刺他人(事)				

第5节　悲伤者的护理

一、悲伤的概念

悲伤是个体针对有价值的人、事物的丧失或盼望的幻灭而产生的失落性情感反应。适应性的悲伤反应通过个体承认失落现实的过程,可增强生存能力,但较重的悲伤又是前述情感活动中对个体健康影响最大的。

二、悲伤的特征与程度、分期

(一)悲伤的特征

较明显的悲伤有下面七个阶段性特征:①震惊与难以置信;②躯体疲劳或痛苦感;③脑海中再现情感投入对象的影像;④愤怒;⑤内疚;⑥行为改变;⑦调整行为以确定新的目标。

(二)悲伤的程度

引起悲伤的原因可以是失去亲人、挚友、躯体局部;丢失财产,失去职位,理想破灭等。悲伤的程度取决于所失去东西的价值(通常深切的悲伤是由于失去亲人或贵重东西引起);另外,主体的意识倾向和个性特征对悲伤的程度也有重要影响。

一般分为如下五种程度:①遗憾,即不称心如意,有惋惜之感;②失望,即希望不能实现而心中不悦;③难过,即目标未达心里很不舒服;④悲伤,即确感伤心难受;⑤极度哀痛,即感到深切的悲痛。

(三)悲伤的分期(以丧偶者为例)

1. 急性期　持续4~8周,它包括三个阶段:

(1)震惊和怀疑:最初反应是震惊并否认

丧失的发生。如丧偶者无法接受配偶死亡的事实,表现为表情麻木。这种情况可持续几天,护理上应注意预防不测,一般需要几周后才能接受现实。

(2)开始认知现实:当否认感消失后,丧偶者开始面对事实,但躁动易怒,缺乏对别人的信赖,可有孤独、内疚、冲动和自我伤害等表现。表现形式与其所受教育和个性有关。

(3)复原:在急性期末期,丧偶者情绪稳定下来,进行正常的哀悼活动并重视各种文化礼仪,以求内心的安慰。

2. 慢性期 接急性期初步复原阶段,经历1~2年。其间主要表现为:

(1)躯体表现:喉头发紧、精神痛苦、疲乏、食欲减退。

(2)牢记丧失印象:经常提到并谈论对死者的回忆,喜怒哀乐均与死者密切相关。

(3)内疚:责备自己的疏忽。

(4)愤怒:在最初的1个月中,丧偶者的愤怒情绪较高,常迁怒于医生和护士,这种情绪可持续1年,也有的导致躁狂行为和精神失常。

(5)行为改变:表现出烦躁不安,或不能完成常规活动,表现出抑郁、孤独、寂寞、没有目的等,一般在6~9个月内最明显。

(6)确定新的目标和活动:随着时间的推移,丧偶者恢复对生活的兴趣,悲痛有所减轻,可以参加一些喜爱的活动。

三、悲伤者的护理(表6-4)

表6-4 悲伤者的护理

护理评估		护理诊断	护理目标	护理措施	护理评价
生理反应	疲劳、厌食、呼吸急促、晕厥等	1. 功能障碍性悲哀:与……有关(如失去亲人或极其珍重的物品),表现为哭泣、悲哀、食欲不振、失眠、情绪易变等 2. 预感性悲哀:与可能……有关(如可能失去亲人或工作),表现为哭泣、悲哀、食欲不振、有压抑感等	1. 说出悲伤的原因;承认失落的事实 2. 表达悲伤的各种感受 3. 降低悲伤伴发的焦虑与恐惧等情感体验的程度,适应失落,提高自身生存能力	1. 耐心倾听与必要的安慰,注意避免因冗长的说教增加护理对象的心理疏远 2. 应从多方面支持护理对象,尽量满足他们的合理要求,让他们感到护士或其他人在与他一起分担其内心痛苦 3. 可给予失眠者少量的镇静安眠药 4. 对已影响日常生活者给予较周到的指导与帮助,以避免产生孤独无助的感觉 5. 使个体了解悲伤是一种消极的、减力的情绪,应转化为积极、增力的情绪,即化悲痛为力量	悲伤程度是否降低或消失?
	焦虑、急躁、后悔、无望感、抑郁,对外界反应冷漠				
情感反应					
行为反应	失眠,行为活动减少或孤僻,伤心落泪等				

一位母亲与临终儿子的故事

26岁的母亲凝视着她那患有血友病而垂死的儿子。她克制住悲伤,握着儿子的手,问道:"巴柏西,你曾想过长大后要做什么吗?你对自己的一生,有过什么梦想吗?"巴柏西说:"妈妈,我一直希望长大后能成为消防队员。"

母亲强忍眼泪,微笑着说:"我来想想看能不能让你的愿望成真。"当天傍晚,她到亚历桑纳州凤凰城当地的消防队,找到了消防队员鲍伯,他有一颗宽大的心。这位母亲向他解释儿子临终的心愿,并请问是否能让儿子坐上消防车在街角转几圈。

鲍伯说:"不只这样呢,我们还可以做得更

好。如果你在星期三早上7点把你儿子带到这里来,我们会让他当一整天的荣誉消防队员。他可以和我们一起吃饭,一起出勤。对了,如果你把他的尺寸给我,我们还可以帮他订做一套真正的消防制服,附加一顶真的防火帽,不是玩具帽,上面还有凤凰城消防队的徽章,印着我们穿的黄色防水衣和橡胶靴。这些东西都是在凤凰城里制造,所以可以很快拿到。"

3天后,消防队员鲍伯来到巴柏西身边,帮他穿上消防制服,护送他从医院的病床到消防车上。巴柏西端坐在车子后面,鲍伯引领他回到消防队。他仿佛置身于天堂。

当天凤凰城有3起火警,巴柏西每次都得出勤务。他乘坐不同的消防车,还有救护车,

笔记栏

甚至消防队长的座车。他还为当地的新闻节目拍录像带。

由于美梦成真以及倾注在他身上的爱和关怀，巴柏西深深感动，他比医生所预期的多活了3个月。

一天晚上，他所有的生命迹象开始急剧下降，护士长急忙打电话通知家属到医院。然后她想起巴柏西曾担任过消防队员，便又打电话给消防队长，问他是否能派一位穿制服的消防队员到医院来，在巴柏西临终前陪伴他。队长回答道："我们可以做得更好。5分钟之内就到。你能帮个忙吗？当你听见警笛响、看到警灯闪时，请通知医院，这不是真正的火警，这只是消防队来见他们好伙伴的最后一面。请你打开他房间的窗户，谢谢。"

大约5分钟后，一部消防车到达医院，把云梯延伸到三楼巴柏西的窗前，有14位消防队员、2位女消防队员爬上云梯进入巴柏西的房间。经过他母亲的同意，他们拥抱他、握他的手，告诉他他们有多爱他。

巴柏西咽下最后一口气前，看着消防队长说："队长，我现在能算是真正的消防队员吗？"

"算！巴柏西。"队长说。

带着这些话，巴柏西微笑着闭上了眼睛。

急性悲伤的护理

个体突然面临某些对其有着重大影响的事件，而产生强烈失落的情感变化，即急性悲伤。

急性悲伤的护理要点：

（1）对生命垂危者亲属的护理要点：安排亲友们于安静、非开放性场所；及时报告并解释生命垂危者的病情；病情允许时可以安排亲友探视；尊重其民族习惯和宗教信仰。

生命垂危者亡故后，及时妥善处理遗体，向亲友报告死亡和抢救情况；带领亲友看望遗体，耐心解答有关问题，以尽量避免情感悲伤过重，并将急性悲伤的程度降至最轻。

（2）对因亲属过世已发生急性悲伤者的护理要点：在安静与非开放性环境下，认真、耐心地倾听其诉说，安慰并通过解释使其领会到悲伤是正常的反应。必要时可征得急性悲伤者亲属的情感上的支持，并将重度焦虑、重度抑郁者报告给医生，给予治疗。

（3）对受突发性灾难的强烈刺激者及其家人、现场工作人员的护理要点：以极大的同情心接受他们可能出现的各种情感反应表现，陪伴不需急救的人，提供热饮，倾听他们的感受，并向他们报告正确的消息；将明显激动不安者与群体分开护理，可给予镇静剂，并给予情感障碍已影响日常生活的人以进一步治疗。

第6节 情感低落及抑郁者的护理

黄先生，35岁，某供销社职工。单位实行投标承包，他因没有被聘任而下岗，继而又因"合同纠纷"被人诬告，一连串心理上的打击、家庭生活的窘迫，导致精神负担越来越重。一年多来心情悲观抑郁，经常暗自流泪，对生活感到紧张可怕，并产生自杀念头，整天在考虑用什么办法自杀好。同时患失眠症达3个月之久。他的性格内向，寡言少语，胆小怕事，意志软弱。黄先生出现的是情感低落的表现。

一、情感低落与抑郁的概念

个体的内心有沉重感，整日忧心忡忡，愁眉不展。重者忧虑沮丧，唉声叹气，悲观失望，感到生活无味，甚至认为生不如死，这种情绪体验称为情感低落。

情感低落的存在较为普遍。生活中的贫穷、失业、事业和学业失利、失恋、婚姻和家庭不和、年老和伤残等社会环境因素都是它的诱因，而且情感低落还与抑郁状态及其他精神障碍、躯体疾病等有关。

情感低落有轻、中、重三种不同的程度。轻度者没有得到缓解，则可发展到一定的严重程度，成为抑郁症的三个主征之一。

抑郁症是以情感低落为主要特征的综合征。较重的情感低落与思维迟缓、意志活动减退共同构成抑郁症的三个主征（"三低"症状），这一组综合征持续一定时间，损害患者的社会功能，即可能是抑郁症。此外，情感低落还见于反应性精神病等（本节主要讨论情感低落，而思维迟缓和意志活动减退等见第2、9章中相关内容）。

二、情感低落的特征

（1）自我感觉不良，疲倦无力，无精打采。

（2）自卑自责，甚至有罪恶感。

（3）有自伤的观念或行为。

（4）常见于心境恶劣的精神疾病，如抑郁症、躁狂抑郁症的抑郁状态和反应性精神病等。

抑郁症的主要临床表现

1. 情感低落　情绪低落、痛苦忧伤，甚至悲观绝望。常表现为口角耷拉，哭泣致眼睛红肿，愁眉不展，心烦意乱，焦虑不安。对生活、工作、爱好兴趣减低，没有事情能使他愉快。典型的抑郁情绪表现有昼重夜轻的特点。

有的患者在发病初期呈潜伏状态的悲伤、失望，防御能力降低，自我否定，但却常常发笑，被称为微笑性抑郁。此种患者常有自杀危险。

患者有时极度不安或紧张，不断走动、搓手顿足或有无目的的动作(此症状为激越)。

2. 思维迟缓　反应迟钝，联想困难，记忆力减退。表现为"脑子变笨了"，说话缓慢，言语减少，有的甚至用一个词做答，声音变低。自责自罪，自我评价过低，认为活着毫无意义，可发展为自罪妄想、疑病妄想、贫穷妄想。

3. 意志活动减低(精神运动性抑制)　生活被动，活动明显减少，行动迟慢，多终日独居一处或卧床，不与他人交往。严重者可表现为不语、不食、不动，称抑郁性木僵。

4. 躯体症状　疲倦乏力、憔悴、头颈部痛、胃部烧灼感、消化不良、胃肠胀气、视力模糊、排尿痛、口干、恶心、食欲减退、便秘、性功能低下等。此外，睡眠障碍明显，多为入睡没有困难，但睡后几小时即醒，而后不能再入睡。

5. 自杀观念和行为　无助，厌世，绝望。表现在言语中流露出"生不如死"，"希望我从没活在这个世界上"，打听一些关于死亡和有关药物的事情，收藏自杀有关的药物或工具，整理物品与债务，将珍爱的物品赠人等。

孤独的徘徊

16岁，正是花季年华，许多人脚下走的是阳光灿烂、鲜花铺满的路。而此时的小舒却备受心灵痛苦的煎熬。纵使春光明媚，山花灿烂，她却兴趣索然，多愁善感；友人会聚，开怀畅谈，她却孤寂独处，少言寡欢。白天，她头昏脑胀，肢倦乏力；晚上，她辗转难眠，噩梦缠身。每当星落日出，花前月下，她却感到心情特别难受；面对他人的关怀，她强露笑颜，心中不以为然……她失去了学习的能力、生活的乐趣，独自在人生道路上徘徊。有些人对她的痛苦并不理解，冷嘲热讽，使她备感凄然，萌生轻生之念。

小舒的精神上有沉重的负担，心灵蒙着一层可怕的阴影——抑郁在伴随着她的人生。

接链

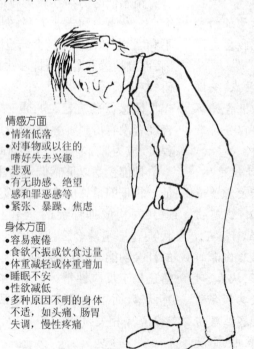

情感方面
●情绪低落
●对事物或以往的
　嗜好失去兴趣
●悲观
●有无助感、绝望
　感和罪恶感等
●紧张、暴躁、焦虑

身体方面
●容易疲倦
●食欲不振或饮食过量
●体重减轻或体重增加
●睡眠不安
●性欲减低
●多种原因不明的身体
　不适，如头痛、肠胃
　失调，慢性疼痛

认知与思维方面
●记忆力减退
●精神难以集中
●思考问题困难
●缺乏自信
●难作决定
●过份自责、自疚
●有自杀倾向

行为方面
●孤僻、不愿参与活动
●动作缓慢
●无心打扮
●缺乏活力，无法享受
　人生
●疏于职守

抑郁症的表现

笔记栏

三、情感低落的常见护理诊断

1. 有暴力行为的危险　对自己:与抑郁状态有关,表现为自卑、自罪、悲观失望等。

2. 个人应对无效　与明确的应激原引起的情绪低落或抑郁反应有关,表现为无力应对、情绪低落、烦闷、焦虑等。

3. 营养失调　低于机体需要量:与情绪低落或抑郁致食欲不振或拒食有关,表现为对食物无兴趣、体重下降等。

4. 睡眠型态紊乱　与情绪低落有关,典型表现为早醒,若伴有焦虑则出现入睡困难。

四、情感低落者的护理原则

1. 预防自伤行为　对于有较严重的情感低落者(抑郁状态),应高度注意,采取以下护理措施。

(1)护理对象须在护理人员视线或陪伴之下,避免独居。

(2)保证环境的安全。撤除可用于自杀的物品,如绳子、水果刀、杀虫剂等;监督服药,避免藏匿蓄积后顿服。

(3)及时评估有无先兆表现,特别注意微笑性抑郁患者(见前文"抑郁症的主要临床表现"中"自杀观念和行为")。

(4)密切观察,保证巡视。抑郁者的自杀往往选择在周末、假期、夜班人少及交班忙碌的时候,护理人员须特别注意观察,保证巡视。

2. 维持适当的营养、排泄、睡眠、休息活动与个人生活上的照顾。

3. 鼓励抒发感觉　护理人员保持温和、接受的态度,耐心听取护理对象的诉说,或以诚恳简单的语言、非语言,甚至静静的陪伴等表达关心与支持。沟通中语言表述应简单而重复、明确,避免沉默太久、话太多太快,多用积极、肯定的问话。引导护理对象注意外界,鼓励他表达自己的感觉与想法,建立自信心。但应注意避免表示过分的同情。生活的房间应明亮、通风、色彩明快,并在墙上挂些壁画和鲜花,以调动护理对象的积极情绪,重燃生活的期望。

4. 阻断消极的思考　护理人员应帮助护理对象确认自己不自觉所产生的消极想法,指导他们努力中断或以积极的思考来取代、减少这些消极的想法;同时帮助他们回顾自己的优点和取得的成绩,增加积极的想法。协助护理对象完成一些建设性的工作与社交活动,从中起到减少消极评价、增强自信的作用。

5. 学习新的交流技巧　护理人员提供团体的人际接触机会给护理对象,帮助他们改善处理问题和人际交流的能力,提高社交的技巧。

6. 健康教育　帮助护理对象确认自己非正常的情感和行为,克服性格弱点。抑郁症者应正确对待疾病,坚持治疗,同时增进家属对抑郁症的认识,共同面对护理对象的问题,调整家庭的适应能力,与社会一道共同配合与支持抑郁症的治疗与护理。

抑郁的评价

问　　题	偶有	有时	经常	持续	日　期
抑郁自评量表(SDS)					
1. 你感到情绪沮丧、郁闷吗?	1	2	3	4	
2. 你要哭或想哭吗?	1	2	3	4	
※3. 你感到早晨心情最好吗?	4	3	2	1	
4. 你夜间睡眠不好吗? 经常早醒吗?	1	2	3	4	
※5. 你吃饭像平常一样多吗? 食欲如何?	4	3	2	1	
6. 你感觉体重减轻了吗?	1	2	3	4	
※7. 你的性功能正常吗? 愿意注意具有吸引力的异性,并和他(她)在一起、说话吗?	4	3	2	1	
8. 你为便秘烦恼吗?	1	2	3	4	
9. 你的心跳比平时快吗?	1	2	3	4	
10. 你无故感到疲劳吗?	1	2	3	4	
11. 你坐卧不安,难以保持平静吗?	1	2	3	4	
12. 你做事情比平时慢吗?	1	2	3	4	
※13. 你的头脑像往常一样清楚吗?	4	3	2	1	

笔记栏

续表

		抑郁自评量表（SDS）				
问　　题	偶有	有时	经常	持续	日期	
※14. 你感到生活空虚吗？	4	3	2	1		
15. 你对未来感到有希望吗？	1	2	3	4		
※16. 你觉得决定什么事情很困难吗？	4	3	2	1		
17. 你比平时更容易激怒吗？	1	2	3	4		
※18. 你仍旧喜爱自己平时喜爱的事情吗？	4	3	2	1		
※19. 你感到自己是有用的和不可缺少的人吗？	4	3	2	1		
20. 你曾想过自杀吗？	1	2	3	4		

※ 前者为反序计分

勇敢坦诚地面对自己

当我们两三岁的时候，与小朋友玩游戏，很多时候都会争吵或哭泣，谁也接受不了落败的结果。随着年纪长大，我们逐渐学会了平衡自己和别人的需要，接受自己和世界未完美的地方，懂得处理自己的喜怒哀乐。经历不如意的事，甚至堕入抑郁的深渊，最后又从抑郁的监牢中走出来，这些都是每个人成长的必经阶段和宝贵经验。

抑郁可以被看成一个精神上的问题，但同时亦可以成为一个改变自己和成长的机会。转变的过程可能是痛苦的，但勇敢坦诚地面对自己，其回报是能够达致一个更加平衡、和谐、表里如一的你，更接近真正的快乐和心灵上的满足。

每个人都需要别人欣赏他的成绩，但很少有人能像下面这个小男孩一样直截了当地告诉他父亲自己的想法。小男孩说："让我们玩标枪。我将投掷，你将说'妙极了！'"

第7节　情感高涨及躁狂者的护理

一、情感高涨与躁狂的概念

情感高涨是一种欢欣鼓舞、得意洋洋的积极性情绪体验。

正常人在需要得到满足、目标得到实现时可以产生情感高涨。当情感高涨异常，并发展到一定的严重程度，即成为躁狂症的三个主征之一。

躁狂症是以情感高涨为主要特征的综合征。明显的异常情感高涨与思维奔逸、意志活动增多（精神运动性兴奋）共同构成躁狂症的三个主征（"三高"症状）。这一组综合征持续

一定时间，损害患者的社会功能，即可能是躁狂症（本节主要讨论情感高涨，而思维奔逸和意志活动增多等见第2、9章中相关内容）。

二、情感高涨的特征

（1）正常人的情绪高涨能振奋人心，推动工作、学习和其他活动。

（2）情感高涨的特征：①表情丰富、生动，喜笑颜开，对一切感到乐观。因其情感与环境保持一致性，而具有感染力，容易引起周围人共鸣。②话多，滔滔不绝，表情眉飞色舞，思维过程变快，有夸大色彩。③活动增多。④常见于躁狂抑郁症的躁狂状态。

> **躁狂症的临床表现**
>
> 1. 情感高涨　自我感觉良好，表现为乐观、洋洋得意、兴高采烈，情感反应生动鲜明，与内心体验和周围环境协调一致，具有一定的感染力。情绪障碍还可表现为情绪不稳定、易激惹，可因小事而大怒，甚至冲动毁物。
>
> 2. 思维奔逸　自觉"脑子变聪明了"，说话声调高亢、滔滔不绝、口若悬河。思维联想加速，内容丰富，可出现音联意联，思维活动常受周围环境变化的影响而转移话题。可有夸大观念或妄想。
>
> 3. 意志活动增多（精神运动性兴奋）　主动与人交往，活动增多，忙碌不停，爱管闲事，好打抱不平，行为轻率，狂购乱买，随意挥霍，行为具有冒险性。严重时可出现攻击或毁物行为。
>
> 4. 躯体症状　睡眠需要减少，且精力充沛。一般食欲增加，有的病人饮食无节制，暴食或贪食。但因消耗过多，体重可有减轻。亦可出现心率加快、血压增高、便秘等交感神经兴奋的症状。

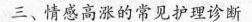

三、情感高涨的常见护理诊断

1. 有暴力行为的危险　对他人：与情感

笔记栏

高涨或躁狂兴奋状态有关,表现为激动、暴怒等。

2. 睡眠型态紊乱 与情感高涨或躁狂兴奋有关,表现为睡眠时间减少等。

3. 营养失调 低于机体需要量:与极度的兴奋、躁狂和无法或拒绝静坐进食有关。

4. 睡眠型态紊乱 与情绪低落有关,典型表现为早醒,若伴有焦虑则出现入睡困难。

四、情感高涨者的护理原则

1. 提供安静的环境 提供安静、宽大、整洁、物品简化和色彩淡雅的环境,以安定护理对象情绪。

2. 维持适当的营养、休息、睡眠及个人卫生 提供高营养的食物,维持其所需的营养与水分,同时合理安排其活动、休息与睡眠,维持个人卫生。

3. 协助护理对象参与有益的活动,以发泄过剩的精力 引导护理对象将过剩的精力朝向有利的方向使用,参加多种活动,如让他们跑步、擦地板、打球、击砂袋等。在完成这些活动时给予正向的鼓励,增强他们的自尊。如转移注意力仍不能避免护理对象自伤、伤人或毁物的破坏性行为时,应予保护性隔离和约束,但医护人员应使护理对象明白这一措施是帮助他增加自我控制的能力。

4. 帮助护理对象确认自己真正的感觉与想法,学习新的交流技巧 建立治疗性人际关系与沟通,使护理对象谈出真正体验与想法,配合治疗和护理。

5. 用药护理 了解其用药情况,使他们能按医嘱服药,控制病情。

6. 健康教育 使护理对象认识自己情感失控是非正常的,能够主动调整自己的情感和行为,学会克服自己性格的弱点。躁狂症者应坚持长期治疗,防止复发,并增进其家属对躁狂症的认识,加强对护理对象的督促与支持。

躁狂抑郁症

躁狂与抑郁交替出现,伴相关联的思维和意志行为障碍,称为躁狂抑郁症。病程多为发作性,可有自发缓解,其间歇期无明显精神残缺,社会能力多保持在病前水平。

第8节 情感淡漠者的护理

一、情感淡漠的概念

情感淡漠即对外界刺激缺乏相应的情感反应。是精神病的常见症状之一。

二、情感淡漠的特征

(1)面部表情冷淡,内心体验缺乏。
(2)对周围事物和个人切身利益均漠不关心。
(3)视亲友如路人,对悲欢离合无动于衷。
(4)见于慢性精神分裂症和脑器质性精神障碍。

三、情感淡漠的常见护理诊断

1. 沐浴或卫生自理缺陷 与感知、认知受损有关。

2. 如厕自理缺陷 与感知、认知受损有关。

3. 进食自理缺陷 与感知、认知受损有关。

4. 社交障碍 与情感活动衰退有关,表现为不与他人交往,对事物漠不关心。

5. 社交孤立 与精神状态异常有关,表现为表情呆板、与人疏远、退缩。

四、情感淡漠者的护理措施

护理人员对情感淡漠者应予以关心、尊重,并给予生活上周到的照顾,同时也要动员其家属常来陪伴、探视,主动与他们沟通,支持他们(参照精神分裂症患者的护理措施)。

---

1. 情感障碍是精神障碍中的一大类,与日常生活联系密切,一定严重程度的情感异常是精神疾病的常见症状之一。

2. 情感障碍多有一个从轻到重的"连续线",健康状况在其间移动。

3. 情感障碍类别与程度的判断,对于个体化护理有着重要意义。

4. 抑郁症是近年来发病较高的情感障碍,典型表现是"三低"症状,应早发现、早治疗,才能早康复。抑郁症患者的自杀问题是心理危机干预的重点之一。

小结

笔记栏

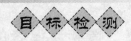

一、名词解释

1. 情感障碍　　　2. 焦虑
3. 恐惧　　　　　4. 愤怒
5. 悲伤　　　　　6. 情感低落
7. 抑郁　　　　　8. 情感高涨
9. 躁狂　　　　　10. 情感淡漠

二、填空题

1. 焦虑依个人的认知能力与范围及原因、诱因不同，可形成从轻到重的四种程度 _____、_____、_____、_____。

2. 恐惧可表现出 _____、_____、_____、_____四种不同的程度。

3. 抑郁症的三个主征（"三低"症状）为 _____、_____、_____。

4. 躁狂症的三个主征（"三高"症状）为 _____、_____、_____。

三、选择题

1. 下列哪一项不是情感障碍的特点　　　（　　）
    A. 缺乏内在的心理感受
    B. 常通过表情、言语、形体语言构成外在表现
    C. 可产生相伴随的生理变化
    D. 具有感染性，可影响周围人

2. 以下哪项不属于情感障碍　　　　　　（　　）
    A. 焦虑　　　　　B. 愤怒
    C. 幻觉　　　　　D. 躁狂

3. 关于情感异常的原因，下列哪项是不正确的（　　）
    A. 遗传缺陷
    B. 对压力能正确认识与及时调整

C. 特殊生理状态或某些疾病对内分泌改变的影响
    D. 心理与社会的压力

4. 在缺乏相应的客观因素下，病人出现惶惶不安，坐立不安，精神十分紧张，此种表现是（　　）
    A. 情感淡漠　　　B. 愤怒
    C. 焦虑　　　　　D. 恐惧

5. 恐慌（惊恐）的出现，提示焦虑的程度是（　　）
    A. 低度　　　　　B. 中度
    C. 重度　　　　　D. 极重度

6. 个体在面临并企图摆脱某种危险情境而又无能为力时所产生的情绪体验是（　　）
    A. 焦虑　　　　　B. 悲伤
    C. 恐惧　　　　　D. 愤怒

7. 对原因夸大并持续性恐惧的状态，临床上称（　　）
    A. 强迫症　　　　B. 恐惧（恐怖）症
    C. 焦虑症　　　　D. 躁狂症

8. 下列哪项不是恐惧发作时的表现（　　）
    A. 哭泣　　　　　B. 心悸
    C. 退缩　　　　　D. 淡漠

9. 下列哪项是程度最高的愤怒（　　）
    A. 愠怒　　　　　B. 激愤
    C. 大怒　　　　　D. 暴怒

10. 已竭力克制但已有明显表情而未发泄的愤怒是（　　）
    A. 愠怒　　　　　B. 生气
    C. 大怒　　　　　D. 激愤

四、简答题

1. 焦虑的诱因有哪些？
2. 试述情感低落、情感高涨者的常见护理诊断、护理原则。

笔记栏

第 7 章 心身疾病患者的护理

学习目标

1. 说出心身疾病的概念
2. 简述常见心身疾病及其相关因素
3. 初步对心身疾病的患者进行评估，基本完成护理措施
4. 能对心身疾病患者进行健康教育与指导
5. 对心身疾病患者表现出同情与关爱

"受苦的心"与躯体的病，密不可分。它们是个体生理、心理、社会及环境之间复杂联系与协调、整合的结果。世界上，每个人，无论贫穷还是富有，都不可避免地生活在各种压力之中，压力来自社会、工作、家庭，当它被有效地处理好了，有益于个体身心健康；否则，可导致心身疾病。

第1节 概 述

心身疾病是指一组起病与心理和社会因素密切相关，导致以躯体症状为主的、具有器质性改变的疾病。所以又称心理生理障碍。

心身疾病的特点是疾病的发生、发展受心理社会因素的明显影响，而且其病情的波动在时间上与心理社会因素表现出密切的相关。心身疾病的患者多具有一定的个性特点和对某些疾病的易感素质。心身疾病通常累及由自主神经所支配的器官系统，可表现为明确的躯体症状。例如：消化性溃疡、过敏性肠炎、冠心病、高血压、紧张性头痛、支气管哮喘、甲状腺功能亢进、神经性皮炎等。

心理活动与躯体的功能是相互影响、相互作用的。心理应激原引起的躯体功能改变，一般在刺激作用或威胁情境消失后就随之恢复的，称为心身反应；若应激原过强或作用较久而使反应持续存在，但不伴有器质性改变的，称为心身障碍；若伴有器质性变化，则称为心身疾病。

第2节 常见心身疾病的分类及危险因素

一、分 类

心身疾病涉及临床各科，主要包括由情绪因素所引起的、以躯体症状为主要表现、受自主神经所支配的系统或器官的疾病。

（1）呼吸系统的心身疾病：由心理社会因素作用于呼吸系统所致的心身疾病，例如：支气管哮喘、过度换气综合征、神经性咳嗽、心因性呼吸困难等。

（2）循环系统的心身疾病：由心理社会因素作用于循环系统所致的心身疾病，例如冠心病、心律失常、高血压、低血压等。

（3）消化系统的心身疾病：消化性溃疡、神经性厌食、神经性呕吐、溃疡性结肠炎、过敏性结肠炎、幽门痉挛、习惯性便秘等。

（4）内分泌系统的心身疾病：甲状腺功能亢进、糖尿病、低血糖等。

（5）免疫系统相关的心身疾病：感染、癌症。

（6）皮肤疾病：神经性皮炎、瘙痒症、斑秃、银屑病（牛皮癣）、多汗症、慢性荨麻疹、湿疹等。

（7）泌尿生殖系统的心身疾病：月经紊乱、经前期紧张综合征、功能性子宫内膜出血、性功能障碍、尿频、功能性不孕症。

二、危 险 因 素

关于心身相互关系在医学和哲学中早有研究。公元前，我国的医学家已经提出了"喜、怒、忧、思、悲、恐、惊"等"七情"在疾病发生中的作用，指出了"喜伤心、怒伤肝、忧

笔记栏

61

伤脾"等假设,描述了特殊的心理刺激与情绪因素对于生理功能的影响。

现代心身医学主要理论是以弗洛伊德的心理分析理论和巴甫洛夫条件反射理论为基础,吸取各学派的研究成果而形成的相对比较完整的理论。

研究认为,心身疾病与遗传、性格特征、性别、年龄以及社会、心理方面的压力等有关。

1. 心理因素

(1) 情绪:一般认为心理因素是通过情绪活动产生对躯体内脏器官功能影响的。积极的情绪对人体的生命活动起良好的促进作用,可以提高劳动的效率,使人保持健康;消极情绪如愤怒、怨恨、恐惧、焦虑、抑郁等,一定程度内是适应反应,但如果强度过大或持续过久,可使人的心理活动失衡,生理功能紊乱。

(2) 性格:不同的性格类型对心身疾病的患病有着明显差异。例如,美国弗里德曼(Friedman)等提出了一种 A 型行为模式的理论,认为这种性格与冠心病有密切联系。他们具有紧迫感,雄心勃勃,竞争性强,爱显示才能,比较急躁并难于克制等,而 B 型的人则无此类特点。

2. 社会因素　社会因素是指人们生活和工作的环境、人际关系、社会角色和经济状况等。随着工业化和科学技术现代化的发展,生活和工作节奏的加快,矛盾冲突和竞争意识的加强,噪音、污染、交通拥挤、人口高度密集等,均可造成心理压力,引发心身疾病。

3. 生理因素　生理因素包括微生物感染、理化和药物损害、遗传、先天发育、器官功能状态、免疫和变态反应以及性别、年龄、血型等。这些生理因素是心身疾病的始基,社会与心理因素主要是通过对生理变化的调节,才导致或加重躯体疾病。

其中,遗传因素表现为生理易感性,当个体被一定的心理、社会因素刺激后,就可能引发某一器官病态反应。由于每个人的易感性不同,在相同的社会心理刺激条件下,表现出只是部分人患心身疾病,而且所患疾病的类型、程度不同,如有的患冠心病,有的患支气管哮喘,而有的患消化性溃疡。这些可能与个体患病前的生理特点有关。

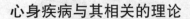

奥地利精神科医生、精神分析学派创始人弗洛伊德主张应用精神分析的理论和方法,在无意识领域内,研究心理冲突在疾病发生过程中的作用,强调人的内在矛盾或情绪紊乱是心理与行为变态的根源。

前苏联生理学家巴甫洛夫的条件反射理论、大脑皮质和内脏活动相关的理论,被学者广泛地用以解释神经症和心身疾病的发病机制。

美国生理学家坎侬(Cannon)认为,强烈的情绪反应,可引起动物体内自主神经、内分泌、心血管等代谢活动的剧烈变化,导致机体生理功能的改变。

加拿大学者塞里(Selye)提出了情绪应激学说,认为各种有害因素作用于机体后所引起的适应性反应,是非特异性的,称全身适应综合征。如机体长期处于应激状态,适应机制衰竭,某些系统或器官的功能崩溃,出现病理改变,称之为应激性疾病或心理生理疾病,即心身疾病。

美国的沃尔夫(Wolf)等人通过实验研究,提出了心理生理学的理论。他们以坎侬的情绪理论学说和巴甫洛夫的高级神经活动类型学说以及塞里的应激学说为基础,认为有一类躯体疾病,情绪在其中起重要作用,霍姆兹和雷希(Holmes and Rahe)对种种类型疾病发病前的社会环境和生活事件进行了分析,他们通过前瞻性和回顾性研究,收集了大量不同人群的资料,发现疾病发生的几率和严重程度与生活事件密切相关。

第③节　常见心身疾病患者的护理

护理措施应包括躯体器质性病变的护理与精神症状的护理。其中,本章主要讨论精神症状的护理,而躯体改变的护理见临床护理相关章节。

(一) 护理评估

1. 生理反应　心身疾病患者的症状可能出现在一个系统,或者是数个系统之中,或属于全身的生理改变。因此,必须进行全身检查及实验诊断检查,并了解其既往病史,如是否有糖尿病、高血压、心血管疾病以及用药、吸烟、饮酒等情况。

2. 认知反应 心身疾病对个人的认知能力一般无直接影响,在少数情况下如急性身体危机或慢性退行性病变过程会影响认知功能。评估个人的认知能力主要是评估患者对疾病的认识、应对疾病或自理的过程及调适时表现的认知过程。

3. 情感反应 心身疾病患者的情感反应不一,表现对疾病承受和表述不同。所以收集资料时需耐心启发,使其较准确地表达自己的感受。

焦虑是心身疾病常见的情感反应。有必要了解患者焦虑的程度,应收集患者有无出现血压升高、肌肉紧张和对刺激过度反应,了解其能否适当缓解压力,是否出现了自卑、寂寞感、适应不良以及无助、无望感等,并注意个体经历慢性压力后对一般的日常生活事件有无应付困难。

孤独在心身疾病患者也较常见,应收集其有无、严重程度以及应对情况。

4. 社会及人际关系情况 主要了解有无工作压力大、工作生活环境差、人际关系紧张。如工作不能胜任、压力太大、工作环境差、交通拥挤、噪音大、同事间关系紧张、家庭不和睦等因素,都可导致心身疾病。

(二)护理诊断

心身疾病包括呼吸、循环、消化、内分泌等系统的心身疾病,不同病人所患的心身疾病不同,因而护理诊断也不尽相同,如冠心病常见的护理诊断有疼痛、心排血量减少、活动无耐力;支气管哮喘常见的护理诊断有低效性呼吸型态、气体交换受损、清理呼吸道无效等,而情绪因素是本类患者的共同之处。

(1)个人应对无效:与……有关(如工作压力过大),表现为不能胜任工作,无力解决问题等。

(2)焦虑:与……有关(如健康有变化),表现为紧张、忧郁、无助感和失眠、凝视、坐立不安、声音发颤、集中注意自己等。

(三)预期目标

(1)说出自己的感觉。

(2)与护理人员建立良好的信赖关系。

(3)接受有关治疗以消除症状。

(4)认识压力对健康的不良影响。

(四)护理措施

(1)对于处于急性或生命危险状态的护理对象,应配合医生进行积极的治疗和护理,尽快做出诊断及实施护理计划,防止病情恶化,促进病人康复。对于需做特殊检查或需手术治疗者,护理人员需做解释工作并进行健康宣教及帮助其做好心身准备;做好给药护理;帮助护理对象了解服药时间、药效及注意事项;对于失眠者,需了解失眠的原因,创造安静的环境,去除影响因素。

(2)护理人员认真倾听护理对象的诉说,协助其了解心身疾病发病的过程,了解自身感受与身体症状间的关系。教会他们处理压力的方法(如放松技巧),鼓励病人逐渐树立信心,处理好心理刺激和心理矛盾。

(3)护理人员帮助护理对象确认积极的人际关系,如幽默感、体贴、为人着想等,同时鼓励其解决来自工作与生活、人际交往以及环境的压力。

(4)健康教育:告知病人提高抵制和处理社会心理危险因素的能力是预防心身疾病的前提,使病人能积极主动地讲究心理卫生,加强自我保健,建立和睦的家庭关系和正常的人际关系。在遇到社会心理因素刺激时应不断进行自我调适,保持心理平衡,增强对环境的适应能力,以达到躯体健康、心身健康和社会适应能力的统一。

1. 心身疾病的特点是,疾病在发生、发展过程中与心理社会因素有着密切的联系。

2. 影响心身疾病的因素有:心理因素(情绪、性格)、社会因素(生活和工作环境、人际关系、经济状况等)和个体易感性。

3. 心身疾病可分为:呼吸系统、消化系统、循环系统、泌尿生殖系统、内分泌系统等心身疾病。

4. 心身疾病患者的护理应注意收集较完整的资料(包括生理、认知、情感、社会角色及压力等),确立护理诊断,采取有效的护理措施。

小 结

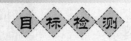

一、名词解释

心身疾病

二、填空题

1. 心身疾病是心理社会刺激引起躯体器官_____变化。

2. _____性格与冠心病有密切关系。

三、选择题

1. 心理应激源较强或作用较久而使反应持续存在，但不伴有器质性改变，称为 （　　）
   A. 心身反应　　　B. 心身疾病
   C. 精神疾病　　　D. 心身障碍

2. 在相同的社会心理刺激下，为什么有的人易患心身疾病 （　　）
   A. 遗传基因不同　　B. 个体易感性不同
   C. 性别不同　　　　D. 年龄不同

3. 焦虑是心身疾病常见的什么反应 （　　）
   A. 精神反应　　　B. 情感反应
   C. 生理反应　　　D. 认知反应

4. 下面评估个人的认知能力的叙述，哪项是正确的 （　　）
   A. 主要是评估患者的知识文化程度
   B. 主要是评估患者的自我精神认知能力
   C. 主要是评估患者对社会环境的认知能力
   D. 主要是评估患者对疾病的认识、应对疾病或自理的过程及调适时表现的认知过程

5. 低自尊、寂寞属于心身疾病的什么反应 （　　）
   A. 生理反应　　　B. 心理反应
   C. 认知反应　　　D. 情感反应

6. 对处于急性或生命危险状态的心身疾病患者的护理，其首要工作是 （　　）
   A. 立即给药
   B. 立即给氧
   C. 尽快诊断，并制定初步护理计划
   D. 立即进行心理护理

7. 下列哪项不属于心身疾病 （　　）
   A. 多汗症　　　　B. 感冒
   C. 皮癣　　　　　D. 神经性皮炎

8. 积极的情绪对人体的生命活动起什么样的作用 （　　）
   A. 一般的作用
   B. 良好的促进作用，可提高劳动效率，使人保持健康
   C. 不起作用
   D. 保持良好社会关系的作用

9. 性格对患心身疾病是否有影响 （　　）
   A. 有影响
   B. 无影响
   C. 只对免疫系统心身疾病有影响
   D. 只对内分泌系统的心身疾病有影响

10. 患心身疾病是否有可能对于一般日常生活事件应付困难 （　　）
    A. 有可能
    B. 没有可能
    C. 只有精神病人有可能
    D. 只有残疾病人有可能

11. 对心身疾病患者的护理，下列做法错误的是 （　　）
    A. 暗示治疗　　　B. 分散注意力
    C. 强制静养　　　D. 创造安静环境

12. 下列哪种性格特征易患冠心病 （　　）
    A. 顺从、怯懦、无信心
    B. 忧虑、沮丧
    C. 急躁、易怒、争强好胜
    D. 热情、善交际、好动

四、简答题

1. 你所学过的疾病中哪些属于心身疾病？

2. 心身疾病的发生与哪些因素有关？

3. 结合实际，谈谈如何预防心身疾病。

第8章 器质性精神障碍患者的护理

学习目标

1. 说出器质性精神障碍、阿尔茨海默病的概念

2. 叙述器质性精神障碍常见综合征的症状特征

3. 说出阿尔茨海默病、癫痫所致精神障碍的护理评估

4. 叙述阿尔茨海默病、癫痫所致精神障碍的护理措施、健康教育

5. 能够对器质性精神障碍的患者表现出耐心、关爱的态度,尊重其人格

临床上,脑出血、脑震荡、癫痫、肺性脑病、肝性脑病等患者都可能出现精神障碍,这些精神改变同脑或躯体的器质性病变一样需要治疗与护理。器质性精神障碍就是指这样一组由脑部疾病或躯体疾病导致的精神障碍。

其中,由脑部疾病导致的精神障碍称为脑器质性精神障碍,包括脑变性疾病、脑血管病、颅内感染、脑外伤、脑肿瘤、癫痫等所致的精神障碍。

由躯体疾病导致的精神障碍是指各种病因引起躯体疾病,进而造成脑功能紊乱,出现精神障碍,它是原发躯体疾病全部症状的一部分。躯体疾病导致的精神障碍与感染、中毒性精神障碍统称为症状性精神障碍。常见的躯体疾病如肺性脑病、肝性脑病、肾性脑病、心源性脑病、甲状腺功能亢进、糖尿病、系统性红斑狼疮等。

第1节 器质性精神障碍的常见综合征

(一) 急性脑病综合征

急性脑病综合征是指由脑部弥漫性、暂时性的急性病变引起的,以意识障碍为主要特征的综合征。也称为意识障碍综合征。其临床上主要表现为意识障碍,常有昼轻夜重或一天内出现多次波动的特点。轻者可有注意力涣散,定向力丧失,记忆力减退,特别表现在短程记忆方面。如果伴发幻觉则可导致恐惧、兴奋、冲动、激越情绪,出现行为紊乱,吵闹不安,称为谵妄状态。意识恢复后常不能回忆谵妄状态时的情景。严重者可出现昏迷。患者的自知力常受损。一般病情发展速度较快,病程较短暂,病变可逆,预后较好。

(二) 慢性脑病综合征

慢性脑病综合征可由急性脑病综合征转化而来或由病程缓慢的脑实质病变发展而来。临床上主要表现为遗忘综合征、痴呆综合征和人格改变。

1. 遗忘综合征 患者意识清晰,智力相对良好,突出表现为近事记忆障碍。常以虚构、错构填充遗忘的时间、地点、人物等情节。

2. 痴呆综合征 这是患者大脑认知功能的全面受损,以缓慢出现的智能减退为主要临床特征,包括记忆、思维、理解、判断、计算能力的减退和自知力的受损、人格的改变,而没有意识障碍,多数为不可逆,但部分患者经治疗后可有改善。患者早期常表现为社交能力及工作效率下降,近事遗忘,思维迟钝,大多进展缓慢,患者性格改变也较多见。随着病情发展,上述症状进一步加重,并可出现妄想观念(如被害妄想、被窃妄想等),或由于推理判断能力和自制力下降,出现反社会行为(如性犯罪、偷窃等)。患者后期多表现为思维贫乏、情感淡漠、幼稚、欣快和哭笑无常,甚至定向力障碍、大小便失禁,直至生活完全不能自理。

3. 人格改变 患者在未出现明显记忆及智能障碍时,可表现为不讲礼貌,不注意个人卫生,不关心周围发生的事情,对工作不负责任,同情心减退等。有的患者甚至出现偷窃或性暴力等反社会行为;有的患者主要表现在情

65

绪方面不稳定,容易为小事大发雷霆,或不能控制哭笑等;有的患者则仅是其原有人格特征的进一步加重,例如变得更加多疑、自私、自我中心、焦虑、强迫行为等。

第②节　阿尔茨海默病患者的护理

阿尔茨海默病(Alzheimer病;AD)是一组病因未明的原发性脑变性疾病。多起病于老年前期或老年期,隐匿起病,缓慢进展,以痴呆综合征为主要临床表现。临床上根据发病年龄及特点分为四型:①老年前期型(发病于65岁以下者);②老年型(发病于65岁以上者);③非典型或合并脑血管病的混合型;④其他型。阿尔茨海默病的病理变化主要为大脑皮质弥漫性萎缩。其病程平均5~10年,最后大多发展为严重痴呆。我国老龄人群正在不断增大,所以阿尔茨海默病应引起足够的重视。

阿尔茨海默病的病因与病理变化

阿尔茨海默病的病因尚未研究清楚。正常衰老过程的加速,铝或硅等神经毒素在脑内的蓄积,免疫系统的进行性衰竭,机体解毒功能减弱以及慢性病毒感染等都可能与本病的发生有关。另外,高龄、丧偶、低教育、独居、经济窘迫和生活颠沛流离者患病的机会较多,心理社会因素也可能是发病诱因。

阿尔茨海默病的病理变化:大脑皮质萎缩,脑回变平,脑沟增宽,脑室扩大,重量减轻。颞叶、顶叶前额和海马区萎缩最明显。生化检查发现,乙酰胆碱、5-羟色胺及去甲肾上腺素均下降,而且以海马部位最为明显;而生长激素水平上升。

一、护理评估

1. 一般情况及既往史　患病前的职业、文化层次、生活方式及习惯爱好,有无脑血管疾病和脑外伤史,是否患过肝、肾疾病或神经系统疾病等。

2. 收集资料

(1)可有顺行性遗忘,做事丢三落四,远事记忆也会逐渐受损,记不清过去发生的重大事件,如个人生日。定向力障碍较明显,如在原来熟悉的环境中走失,严重时连亲人姓名、岁数都忘记。

(2)计算、判断、分析、综合、推理、概括能力减退,不能适应社会环境,严重时连简单劳动如做饭也不能,并经常出错,如忘记关煤气、锁门等。

(3)可出现被害妄想和被窃妄想。

(4)早期可焦虑或抑郁,一般多见欣快。

(5)夜间兴奋不眠,甚至吵闹,白天精神萎靡,嗜睡。

(6)早期人格、自知力相对完整,病情进展时可见人格改变,如自私、固执、不修边幅、收集破烂。有的不知羞耻,随地大小便。

二、护理诊断

生活自理缺陷:与智能及人格改变有关。

语言沟通障碍:与理解力减退、注意力涣散、失语有关。

社交障碍:与自我感知障碍及记忆力、定向力障碍等有关。

有受伤的危险:与运动障碍、感知失常有关。

思维过程改变:与感知觉、思维、记忆障碍有关。

三、护理措施

(一)生活自理缺陷:与智能及人格改变有关

详见临床护理相关内容。

(二)语言沟通障碍:与理解能力减退、注意力涣散、失语有关

1. 护理目标

(1)患者能理解和发送简单信息或能回答"是"或"不是"。

(2)患者能较为有效地进行交流。

(3)最大限度地保持其现存的沟通能力。

2. 护理措施

(1)与患者建立良好的治疗关系,安排较固定的护理人员,以便其熟悉、理解他人的交流方法及非语言性交流。

(2)为患者提供安静、轻松和谐的交流环

境,与其交谈时要有耐心,态度和蔼,以免患者紧张或急躁。

（3）用清晰、简短的语句与患者交谈,必要时可缓慢地重复。

（4）使用交流技巧,如让患者重复或解释所听到的语言。

（5）用躯体语言、图片、文字等加强患者的理解和记忆。

（6）尽量提简单的问题,便于患者用"是"、"不是"或点头、摇头来回答。

（7）鼓励患者大声朗读。

（三）社交障碍:与自我感知障碍及记忆力、判断力、定向力障碍等有关

1. 护理目标

（1）患者能够参与适量的社会交往,表现为与护理人员及家属有较好的交往。

（2）至少能与一个人建立交往。

2. 护理措施

（1）采取一对一的交流方式,与患者谈论他感兴趣的事情。

（2）多与患者谈论过去的经历,并帮助他与现实联系起来。

（3）护理患者时,要经常与其交谈,即使他不参与谈话,也应保持每天和他进行交谈,并且给予婉转、诚实、病人可接受的评论和反馈。

（4）经常与患者进行简短的接触,以示对其关注,哪怕是点头、微笑都可以。

（5）根据患者的特长、兴趣和能力,制定切实可行的活动计划,逐渐地让患者参与人际交往,开始时可只是一对一的相互交流,然后逐渐扩大交往范围。

（6）帮助、鼓励患者参与适宜的社会活动,提供每日社会活动的信息,增加患者的兴趣及提高其社会交往能力。当患者有适当的社交行为时,要及时地给予正面鼓励。

（四）有受伤的危险:与运动障碍、感知失常有关

1. 护理目标

（1）保证病人安全,不受任何侵害。

（2）部分病人能说出几条预防外伤的措施。

2. 护理措施

（1）提供安全的环境,在患者常经过的地方要有安全措施,如地面平坦、干燥;台阶、走廊、浴室、厕所设有扶手;选用低矮的床铺,室内采光柔和,清晰明亮,便于老年人的起居。

（2）加强危险物品的管理,减少环境中对患者有潜在危险的因素,如地面无水迹,不让病人直接接触开水,室内严禁放置有毒物品等。

（3）让患者穿轻便、舒适、防滑、合脚的软底鞋,防止滑倒摔伤。

（4）患者如厕和洗澡时有专人陪同搀扶。病人沐浴、饮水等均需由护理人员事先调好水温。

（5）患者吸烟时,需有人陪伴,切忌卧床吸烟。外出及康复活动时,均需陪伴。

（6）对兴奋躁动或行为紊乱的患者,按兴奋躁动的护理要求进行护理。

（7）在患者完成日常生活所需时,要给予病人充足的时间,不催促他们。

（8）不断并反复地对患者进行健康教育,讲解预防外伤的措施。

（五）思维过程改变:与感知觉、思维、记忆障碍有关

1. 护理目标

（1）患者恢复或部分恢复定向。

（2）呼唤患者时能有所反应。

2. 护理措施

（1）称呼患者时要用名字。

（2）帮助患者恢复定向,如与其打招呼时说明时间(上午好、下午好),或用钟表、日历、与季节相应的图片和物品来强化他的定向力。

（3）患者的生活环境(房间、床位)、作息时间等应相对固定;护理人员亦应相对固定。

（4）为患者提供安静、无压力及熟悉的生活环境,减少陌生感,如他在家中用的物品,可带到医院来继续使用。

（5）教育患者时由简入繁,步步示范,逐渐指导其完成各项活动,不可急躁。

（6）对有幻觉的患者,要注意观察其表情、言语、情绪和行为的表现,根据幻觉出现的内容、次数和时间,设法诱导,可带患者去证实

笔记栏

确无客观事实存在,并做说服解释,暂缓其不安情绪。

（六）健康教育

（1）饮食应以清淡、低脂、低胆固醇、低盐、低糖为宜,忌烟酒,防止肥胖,积极治疗原发病,如高血压及脑动脉硬化症、糖尿病等。要定期检查,按医嘱治疗。

（2）老年期培养个人兴趣爱好和开朗性格。老年期必须坚持学习、体力活动及社会活动,以保持积极向上的乐观情绪。

（3）老年人晨间睡醒时,最好静卧 10 分钟后缓慢起床,以防直立性低血压。

老年人的心理适应与保健

老年人离开整日忙碌的工作岗位,其几十年所形成的生活规律发生了很大变化。他们容易出现下述适应不良的问题。

1. 离开单位与同志,产生丧失安全或惶恐的感觉。

2. 失去原有社会地位,产生无用或被遗弃的感觉。

3. 多年形成的行为习惯,导致固执和刻板。

4. 子女长大后的分开生活与同辈亲朋的亡故,引起孤独的感觉。

所以,65 岁左右老人的情绪状态一般处于最低潮,容易发生各种心理障碍。

做好老年人的心理卫生保健应注意以下几点:

1. 孝敬及抚养老人,这是我国人民的传统美德。

2. 协助老年人安排好舒适、平和、安详的生活环境和体育活动、家务劳动或文娱活动。

3. 经常地同老年人(即使已经有些糊涂或性格上有变化的老年人)进行情感交流,同他们多说说话,对满足他们的精神必需是很有益的。同时在交流中发现老年人的需求,及时解决。

4. 密切注意老年人的身体和心理状态。若有不适,及时治疗,不可延误。

老年人健康的秘诀

1. 好习惯是健康的"银行"。在日常生活中,养成科学的、有利健康的习惯。做到定时吃饭、定时工作、定时睡眠、定时锻炼、定时排便、少饮酒、不吸烟。好习惯的健康"银行",可以提供"健康储蓄"中的"健康利息",享受终生。

2. 好营养是抗衰延年的保障。人体所需的营养素有着一定的比例关系,过食或偏食会吃出病来。偏食造成某些营养成分过剩,另一些营养成分不足,造成营养性水肿以及贫血、夜盲、维生素 B_1 缺乏病(脚气病)、糙皮病、维生素 C 缺乏病(坏血病)、佝偻病等一系列疾病。

3. 好心境是防病益寿的免疫剂。为一些微不足道的琐事而生气、激动、忧虑、恼怒,甚至暴跳如雷,这种恶劣的情绪是对身心健康的最大摧残,是早衰折寿的"直通车"。

第 3 节　癫痫所致精神障碍患者的护理

癫痫所致精神障碍是一组反复发作的脑神经元异常放电导致的精神障碍。

癫痫所致精神障碍分为急性发作性和慢性持续性精神障碍两种。急性发作性精神障碍多发生在癫痫发作前、发作时、发作后的一段时间内,主要表现为意识、感觉、知觉、记忆、思维障碍以及心境恶劣、精神运动性发作或短暂精神分裂症样发作,发作具有突然性、短暂性和反复的特点;慢性持续性精神障碍多是在癫痫发作多年后产生的持久性精神障碍,表现出精神分裂症样症状、人格改变或智能损害等。本节主要介绍慢性持续性精神障碍。

一、护　理　评　估

（1）多见慢性偏执状态,如关系妄想、被害妄想等。

（2）可有分裂样的思维障碍,如语词新作、思维被夺等。

（3）多见幻听,内容可为迫害性命等。

（4）多为易激惹、忧郁、恐惧、焦躁,偶有欣快,部分患者表现为情感淡漠。

二、护　理　诊　断

有受伤的危险:与癫痫发作时的抽搐

笔记栏

有关。

有窒息的危险:与癫痫发作时的意识丧失有关。

有暴力行为的危险:对自己或他人,与思维、感知、情感障碍有关。

三、护理措施

(一) 有受伤的危险:与癫痫发作时的抽搐有关

1. 护理目标

(1) 患者在癫痫发作时不发生外伤。

(2) 部分患者能说出几条癫痫发作前的先兆主观体验。

2. 护理措施

(1) 密切观察病情变化,及时发现发作先兆,尽早采取防范措施。

(2) 抽搐发作时,用纱布包裹压舌板放于上下白齿之间(如来不及,可用手紧托住患者下颌,使口紧闭),以免咬伤舌头。抽搐时切勿用力按压患者肢体,以防骨折,只能用手保护大关节。

(二) 有窒息的危险:与癫痫发作时的意识丧失有关

1. 护理目标　患者在癫痫发作时不发生窒息。

2. 护理措施

(1) 及时发现发作先兆,尽早采取防范措施。取出口中的活动假牙。

(2) 癫痫发作时,密切观察病情,首先保证呼吸道通畅,让患者就地平卧,松开腰带和领口,头偏向一侧。

(3) 癫痫发作停止后,将患者侧卧,以免误吸分泌物或胃内容物;必要时用吸引器吸引口鼻腔分泌物或呕吐物,持续吸氧。

(三) 有暴力行为的危险:对自己或他人,与思维、感知、情感障碍有关

1. 护理目标

(1) 能处理和控制自己的情绪和行为。

(2) 不发生暴力行为而导致躯体或物品的损害。

(3) 人际关系和行为方式的改善。

2. 护理措施

(1) 提供舒适安静、安全的环境,减少不良刺激。将躁动、易激惹的患者置于护士的视线下活动。

(2) 以温和、尊重、接纳、冷静的态度对待患者,主动与其建立良好的护患关系。观察、了解患者冲动的相关因素,尽早干预。

(3) 鼓励患者以言语方法表达自己的感觉及发泄敌意,而非冲动行为。护理人员要耐心、认真地倾听。

(4) 鼓励患者参加集体活动,淡化冲动行为相关因素对患者的不良影响,以发泄心中的不快感受。教给患者控制情绪和解决问题的技巧,如愤怒时从1数到10,学会正确发泄愤怒的方法,如跑步、撕纸头、做操等。

(5) 患者处于激惹状态时,可给予口头限制。一旦发生冲动行为,要沉着冷静、有组织地从侧面、背面制止其伤害行为。也可酌情保护约束患者或用药物控制。

(四) 健康教育

(1) 教会患者及家属防治癫痫的知识,按时按量用药。教会家属观察抽搐先兆和发作时防止窒息和外伤的方法以及发作后的护理。

(2) 向患者介绍自我保健的方法:①必须按医嘱服药,不能擅自减药或停药;②生活作息有规律,保证睡眠充足;③不抽烟、不喝酒、不吃刺激性食物;④进食不宜过饱或过饥;⑤避免在强光下活动;⑥参加适宜的工作和社交活动,避免紧张和过度疲劳;⑦遇应激事件时,应保持心态平衡或寻找知己和亲人倾诉烦恼。

(3) 告诉患者切忌参加登高、游泳、驾驶等活动。不在河边、火炉边、高压电器及无防护设施的机器旁作业或活动,重视工作和活动场所的安全性,以免癫痫发作导致意外发生。

第4节　躯体疾病所致精神障碍

详见临床护理相关内容。

1. 器质性精神障碍是一组由脑部疾病或躯体疾病导致的精神障碍。

2. 阿尔茨海默病是一组病因未明的原发性退行性脑变性疾病。随着世界人口进入老龄化,该病发病率呈上升趋势,目前世界上还没有很好的治疗方法,我国对该病的研究与防治高度重视。

3. 在癫痫所致精神障碍者的护理过程中,既要注意在癫痫发作时患者有受伤的危险,还要注意其对他人有暴力行为的危险。

小 结

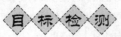

目·标·检·测

一、名词解释

1. 器质性精神障碍　　2. 阿尔茨海默病

二、填空题

1. 癫痫所致精神障碍分为_____和_____两种。

2. 急性脑病综合征是指由脑部_____、_____的急性病变引起的,以_____为主要特征的综合征。

3. 慢性脑病综合征临床上主要表现为_____、_____和_____。

4. 阿尔茨海默病临床上根据发病年龄及特点分为_____、_____、_____、_____四型。

三、选择题

1. 急性脑器质性综合征的主要表现为　　（　　）
   A. 情感障碍　　　　B. 意识障碍
   C. 行为障碍　　　　D. 智能障碍

2. 由脑变性、颅脑创伤或癫痫等器质性因素作用而直接损害脑部所致的精神障碍称为　　（　　）
   A. 急性脑器质性综合征
   B. 慢性脑器质性综合征
   C. 脑器质性精神障碍
   D. 器质性脑症候群

3. 人格改变多出现在　　　　　　　　（　　）
   A. 疾病的早期　　　B. 疾病的中期
   C. 疾病的晚期　　　D. 疾病的任何期

4. 记忆力减退是以下何种精神障碍的显著行为特征
   　　　　　　　　　　　　　　　　　（　　）
   A. 谵妄　　　　　　B. 人格障碍
   C. 痴呆　　　　　　D. 抑郁症

5. 痴呆患者的护理诊断不可能有的是　　（　　）
   A. 生活自理缺陷　　B. 社交障碍
   C. 思维过程改变　　D. 不能维持自主呼吸

6. 谵妄患者的护理体检除一般情况外,还应注意
   　　　　　　　　　　　　　　　　　（　　）
   A. 患者的职业、文化层次、生活方式和习惯等
   B. 此次出现谵妄的原因
   C. 谵妄特有的阳性体征
   D. 病后患者幻觉、错觉、妄想、躁动与失眠程度

7. 意识障碍严重时可能呈现　　　　　（　　）
   A. 意识模糊　　　　B. 意识混浊
   C. 昏睡　　　　　　D. 昏迷

8. 引起脑器质性精神疾病的病因是　　（　　）
   A. 只有脑器质性病变
   B. 只有大脑受创伤或感染
   C. 只出现在精神活性物质滥用后
   D. 脑和躯体疾病及中毒等都可引起

9. 痴呆患者最显著及最早出现的行为特征是（　　）
   A. 记忆力减退　　　B. 智能障碍
   C. 定向力障碍　　　D. 情绪障碍

10. 对时间、地点、人物的定向能力发生障碍称为
    　　　　　　　　　　　　　　　　（　　）
    A. 记忆障碍　　　　B. 定向力障碍
    C. 感知觉障碍　　　D. 以上都是

11. 谵妄的临床症状呈现　　　　　　（　　）
    A. 意识状态清醒
    B. 昼轻夜重,意识状态起伏变化
    C. 智能、记忆、认知三方面损害
    D. 以上都可能

12. 谵妄患者的护理诊断不可能有的是　（　　）
    A. 有自伤、伤人的危险
    B. 腹泻
    C. 自理缺陷
    D. 睡眠型态紊乱

13. 老年性痴呆伴有记忆的障碍,其特点是　（　　）
    A. 逆行性遗忘　　　B. 顺行性遗忘
    C. 阶段性遗忘　　　D. 以上都是

四、简答题

1. 癫痫所致精神障碍者护理过程中,主要注意哪两点?

2. 对阿尔茨海默病有社交障碍者可采取哪些护理措施?

3. 对阿尔茨海默病的患者如何进行健康教育?

笔记栏

第9章 思维障碍及精神分裂症患者的护理

学习目标

1. 说出思维障碍的分类
2. 说出精神分裂症的诊断标准
3. 列出精神分裂症的分型及特征
4. 能够对精神分裂症患者做出评估,实施护理措施
5. 能对精神分裂症患者进行健康指导

精神分裂症,使人们联想到许多怪异、荒诞、虚构、不合情理的思维与认知以及情感、意志行为的多种变化。其中思维障碍是精神分裂症的主要内容之一。

精神分裂症是重性精神病之一,我国约有780万患者,但其中相当一部分没有得到治疗和护理;人们对其认识与重视不足,先兆症状未被发现,致使延误治疗,致残率较高,而且其康复与回归社会的效果也不够理想。这些都是医务工作者面临的艰巨任务。

第1节 概 述

思维障碍通常表现为语言、行为等方面的异常。通过交谈检查和观察病人所书写、图画的内容及相关的行为表现等,可以发现思维障碍症状。

思维障碍是各类精神病患者的常见症状,其表现多种多样。可分为思维表达形式障碍和思维表达内容障碍两大类。

什么是思维?

思维是人脑对客观事物的间接概括性反映,是人类认识活动的最高形式。思维的主要表达形式是语言,也可以通过行为来体现。

一、思维形式障碍

思维形式障碍包括思维的量、速度、结构、自主性的变化;思维联想过程的障碍及思维逻辑障碍。

常见的症状有:思维奔逸、思维迟缓、思维贫乏(是精神分裂症的基本症状之一)、思维中断、思维破裂(为精神分裂症所具有的特征性思维障碍,对诊断很有意义)、思维云集、病理性象征性思维等。

二、思维内容障碍

思维内容障碍主要指妄想、超价观念和强迫观念。

1. 妄想 妄想是思维表达内容障碍中最常见、最重要的一种症状。是一种在病理基础上产生的歪曲信念,是病态推理判断的结果。主要表现为一种不符合客观事实、内容荒谬、脱离现实、不能以病人的文化水平及社会背景来解释、坚信不移的病态信念,常发生在意识清晰的情况下。

妄想在临床上常见的有以下几种:被害妄想、关系妄想、夸大妄想、罪恶妄想、嫉妒妄想、疑病妄想、钟情妄想(详见第2章)。

2. 超价观念 多见于人格障碍患者。超价观念指由某种强烈情绪支配,在意识中占主导地位的错误观念。其发生一般都是以某种事实作为基础,由于强烈的情绪存在,病人对某些事实做出超过寻常的评价,并坚持这种观念,因而影响其行为。这种观念片面、偏激,但在逻辑推理上并不荒谬,而接近正常思维,且常常与病人的切身利益有关。

3. 强迫观念 多见于神经症。又称强迫性思维,指某一概念或观念,多次重复地出现于病人的思想中,且伴有主观的被迫感和痛苦感。病人自己知道这一思想是不必要的或荒谬的,也力图加以摆脱,但却违反病人的意愿而摆脱不掉。强迫性思维可表现为某一种想法、某一段谈话、诗歌片断的旋律、某些事件的回忆等。

第2节　精神分裂症患者的护理

精神分裂症患者在一般人眼里似乎是一群奇怪而神秘的人，很难接近，更难看透他们的内心世界。电影《美丽心灵》以形象、生动的方式向我们展示了一个天才数学家、一个精神分裂症患者纳什教授的内心世界。绪论中已对纳什做了概括的介绍，在此以他为例进一步展开。

纳什开始发病时，他一方面在学校认真完成着自己的教师工作，另一方面已经生活在由幻觉和妄想编织起来的神秘世界中。幻觉是一种常见的精神病症状，外界并没有相应的客观刺激作用于患者的感觉器官，但患者却有真实的知觉体验，并会影响患者的情绪。这些听幻觉和视幻觉经常出现在纳什的左右，与他讨论，命令他做一些危险的事情。在病重时，他几乎失去控制，伤害自己的亲人。而这些幻觉在正常人看来，是奇怪和不真实的，但对患者来讲，正如我们在现实中看到、听到的事情一样真实可信。致使有的病人在治疗有效、幻觉消失以后，仍坚持说：它存在了这么久，不会就这样消失的。妄想是一种个人所独有的、与自身密切相关且重要的信念，患病的纳什深信自己在从事着机密而危险的重要工作，决定着美国的命运，并与世界的前途命运息息相关，不像其他的人那样平庸、无所作为；整日忙于整理和传递"重要资料"，妻子开始还信以为真，直至看到那些散乱无用的报纸碎片时才恍然大悟，纳什却对此仍坚信不移，苦心劝解妻子，让妻子不要受到敌对势力的蒙蔽，帮助自己从医院逃脱。

幻觉和妄想常常相互交织、相互影响，构成妄想型精神分裂症的主要病态表现，成为患者沉溺其中的虚幻世界。

随着病情的发展，患者会不断在现实生活和虚妄世界之间游移。病情严重时，全然受幻象的影响；病情轻微时，则能克制病态的想法，生活在现实之中。当纳什在疾病严重时或受到别人的嘲笑排斥时，总想回到虚幻的世界来感受自己的重要，回避现实的困难，正是妻子的无私关爱和无微不至的帮助，使纳什摆脱了妄想的控制，与幻觉告别，生活在温暖而真实的现实世界里。

一、概　　述

精神分裂症多起于青壮年，常缓慢发病，典型的临床表现是思维、情感、意志、行为互不协调，联想散漫，情感淡漠，言行怪异，脱离现实。一般无意识障碍，有的病人在疾病过程中可出现认知功能损害。

精神分裂症的临床表现十分多样，病程多迁延，呈反复加重或恶化，部分病人最后导致精神衰退。

本病在重性精神病中患病率最高，终生患病率为1%左右。

> ### "精神分裂症"概念的沿革
>
> 公元7世纪，我国隋代医家巢元方于《诸病源候论》中记载："其状不同，或言语错乱，或啼哭惊走，或癫狂昏乱，或喜怒悲笑，或大怖惧，如人来逐，或歌谣咏啸，或不肯语。……""其状不欲见人，如有对忤，独言笑，或时悲泣……"古代医籍中，虽然还有类似巢元方所描述的有关精神分裂症的记载，但并未把本病与其他精神障碍区分开来，多把这类病态归于癫症一类。
>
> 1911年，瑞士精神病学家布鲁勒(E·Bleuler)首先提出"精神分裂症"一词，他以临床症状表现为命名依据。这一名称被全世界广泛接受，沿用至今。目前人们广泛采用了 E. Bleuler 关于精神分裂症的概念，即"用'精神分裂症'来称呼这样一组精神病：它的病程有时是慢性的，有时有明显好转的间隙性发作，而且可能在任何阶段稳定下来，或好转……这种病的特征是表现一种特殊形式的思维、情感以及与周围世界的关系，各种精神功能的'分裂'是精神分裂症的主要特征"。

精神分裂症的病因至今未明，一般认为是多方面的，主要与以下因素关系密切。

1. 遗传因素　目前对精神分裂症遗传的认识，趋向为多基因遗传。即由许多个基因起作用。发病与否是遗传因素和环境因素共同作用的结果。

2. 心理及社会因素　精神分裂症病人在发病前往往存在一些特殊的心理特征和个性特征。如好幻想、思维缺乏逻辑、敏感、怕羞、胆怯、孤僻等。这些心理和性格特征与精神分裂症的发病有一定关系，有学者将其病前的性格特征分为三组：

（1）不爱交际、沉默寡言、安静、怪僻。

（2）胆怯、怕羞、纤弱、敏感、神经质、好激惹、好干涉、爱好自然和书籍。

（3）举止端庄、操作严谨、迂腐笨拙、心地善良。

3. 躯体因素 过度疲劳、分娩、躯体感染、外伤、中毒与精神分裂症的发生也有一定关系；年龄因素与精神分裂症的发病也有关系，精神分裂症易发生于青春期，可能与内分泌变化、自主神经系统不稳定、情绪易波动、对外界应激因素敏感有关。

二、精神分裂症临床表现

（一）主要精神症状

本病症状复杂多样，但临床实践表明，其特点可分为特征性症状和其他症状。

特征性症状是指病人的精神活动脱离现实，与周围环境不协调，以及思维（知）、情感（情）、意志（意）等不协调；其他症状是在疾病的一定阶段、类型表现的主要症状，如幻觉、妄想、紧张综合征等。

1. 思维形式障碍 在意识清晰情况下，出现明显的思维破裂，或语言不连贯，思维中断，思维云集，思维贫乏。

2. 妄想 常见为被害妄想、关系妄想、被控制、被洞悉及其他形式的被动性思维表达内容障碍，如思想被夺、思想被插入等。妄想内容常自相矛盾、荒谬离奇、不需核实即可肯定为病理性。

3. 思维逻辑障碍 主要为逻辑推理荒谬离奇、病理性象征性思维、语词新作等。

4. 幻觉和感知综合障碍 主要为言语性幻听。反复出现的持续性言语性幻听非常顽固，有时所听到语言声来自体内某一部位或头脑中（假性幻听）。幻视也较为常见，往往形象逼真。体形感知综合障碍较为多见（图9-1）。

5. 情感障碍 主要表现是情感反应与环境不协调，如情感淡漠、情感倒错是精神分裂症的重要症状。病人对周围任何事物的情感反应变得迟钝或平淡，对一切无动于衷；当提及悲痛伤心之事时哈哈大笑，提及高兴之事时则痛哭流涕。

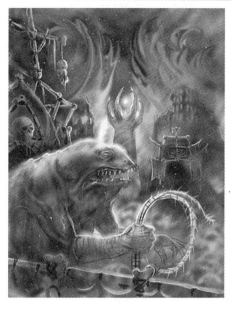

图9-1 精神分裂症者的虚幻世界

6. 行为障碍 在情感淡漠时，病人活动减少，行为被动，对社交、工作和学习无兴趣，懒散，或行为怪异、愚蠢，或出现刻板动作、违拗、蜡样屈曲、木僵、紧张性兴奋等。

（二）早期症状

多种多样，与起病类型有关。病程进展缓慢者，一般很难确切估计起病时间，早期症状以神经症症状和性格改变常见。可表现为睡眠障碍、敏感、多疑、情绪不稳、与亲人疏远、工作能力下降、生活懒散、行为紊乱、自语、自笑等。

（三）后期症状

病情可有不同程度的缓解，有的病人症状基本消失，可遗留类似神经衰弱的症状；有的则表现为孤独、淡漠、退缩等社会功能缺损，最后导致精神衰退。

（四）临床类型及预后

精神分裂症据临床症状群及其他特点的不同，主要可划分为：

1. 单纯型 青少年时期起病，病程缓慢，持续进行，病情自动缓解者少。早期可出现类似神经衰弱的症状，如易疲劳、软弱无力、失眠、工作效率降低等。临床症状为日益加重的孤僻、被动、生活懒散和情感淡漠。此型病人发病早期常不被注意，往往经过数年病情发展，症状较突出时才被发现。治疗效果差。

案例分析

患者黄某,女,19岁。4年前因其舅舅去世,开始出现头痛,上课注意力不集中,学习无兴趣,无故哭泣,很少与同学交谈;1年前开始在商场当营业员,同事们反映其不爱整洁,不与同事交往,常独自发笑,经常出现找钱的错误,上班绝不喝水;对家里的事从不过问,对父母淡漠。后被送医院就诊时,披头散发,全身散发臭味;回答问题缓慢;问及为什么不喝水时,她说:"每当口渴想喝水时,脑壳里就有一个声音说'不喝水,喝可乐',另一个声音说'喝白开水',我不知怎么办,干脆就不喝了。"

分析:本例年龄较小,起病表现为"神经衰弱"的症状,孤僻,注意力不集中,丧失学习、生活兴趣,社交活动贫乏,生活懒散,情感淡漠,工作能力降低,病情缓慢进行性发展,有典型的听幻觉。

诊断:单纯性精神分裂症。

链接

2. 青春型　表现为片断妄想和幻觉、行为紊乱、兴奋冲动、喜怒无常,症状多变不可预测。病程发展较快,多见于青春期,如能及时治疗,效果较好。

3. 紧张型　多在青、壮年发病,起病较快。主要症状为运动性抑制,轻者行动缓慢、少言少语;重者终日固定于某种姿势,肌肉紧张,蜡样屈曲,表情呆板,但对环境变化有反应。这种木僵有时可与短暂的紧张性兴奋交替出现,即发生冲动性行为,伤人毁物,然后仍旧进入木僵状态。

4. 偏执型　也称妄想型。发病年龄多在青壮年或中年,起病缓慢,病程较长。轻者不易被人发现,病初表现为敏感多疑,逐渐发展为妄想,有时可伴有幻觉和感知综合障碍。如及时治疗,多数疗效较好。

精神分裂症的预后与下列因素有关。

(1)家族中有典型精神分裂症者预后差。

(2)病前性格内向者预后较差,反之较好。

(3)发病年龄越早,预后越差。

(4)急性发病者较易及时发现,及时治疗,因此预后较好,缓慢发病者预后较差。

(5)有明显诱因而发病者预后较好,反之较差。

(6)治疗及时、监护条件好者预后较好,反之较差。

三、精神分裂症诊断

1. 症状学标准　下述症状中至少存在两项:联想障碍、妄想、情感障碍、幻听、行为障碍、意志减退、被动体验、思维被插入。

思维障碍的常见症状再现

思维贫乏　与思维迟缓外表上相似,但本质不同。主要特征为思想内容空虚,概念和词汇缺乏,对一般询问往往无明确应答,或仅简单地答以"不知道","没有什么"。平时与家人也不主动交谈。病人感到自己"脑子空空的,既没有什么可想,也没有什么可说"。是精神分裂症的基本症状之一。

思维破裂　病人在意识清楚的状态下,思维缺乏内在意义上的连贯和应有的逻辑性。病人的言谈或书写中,虽然单独语句在结构和文法上正确,但主题与主题之间、甚至语句之间,缺乏内在意义上的联系。因而旁人无法理解其用意所在。如问一病人:"你叫什么名字?"答:"你上课,水流哗哗地响,人民都兴高采烈,我的眼睛不好……"病人对此丝毫也不觉察他的错误。严重时,言语支离破碎,甚至个别词句之间也缺乏联系,成了语词的杂乱堆积,称"语词杂拌"。为精神分裂症所具有的特征性思维障碍,对诊断很有意义。

思维中断　病人无意识障碍,又无明显的外界干扰等原因,思维过程在短暂时间内突然中断,或言语突然停顿。这种现象并不受病人意愿的支配,可伴有明显的不自主感。有时病人感到在思考的过程中突然出现一些与主题无关的意外联想,称思想被插入。多见于精神分裂症。

思维云集　又称强制性思维。指思潮不受病人自己意愿的支配,强制性地大量涌现在脑内。内容往往杂乱多变,且出于自己意料以外,有时甚至是他厌恶的。往往突然出现,迅速消失。多见于精神分裂症。

2. 严重程度标准　自知力丧失或不完整,并至少有下述情况之一:社会功能明显受损、现实检验能力受损、无法进行有效的交谈。

3. 病程标准　特征性症状持续1个月

笔记栏

以上。

4. 排除标准　排除脑器质性精神障碍、情感性精神障碍、心因性精神障碍、精神活性物质所致精神障碍等。

他得了"桃花痴"吗?

正在谈恋爱的王先生在女方提出跟他中断关系不久就明显地精神失常了。认识他的人都说他是因为失恋而得了精神病。民间称这一类病人为"媳妇迷"、"桃花痴"。一般人认为,是失恋在先,发病在后。前者为因,后者为果。但从精神医学的角度看,结论可能恰恰相反,应该是发病在先,失恋在后。

患者在发病的前两年,曾经人介绍交过几个女朋友,每次都不成功,而且全是女方提出分手,其原因是该男士"待人冷淡"、"感情上无法沟通"、"思想上无法交流"、"想法怪怪的"。在他发病前所"谈"的最后一位女士其实跟他只是初次见面。当时正值七月酷暑,他俩由大街到公园整整转了半天,口干舌燥的,可他只掏钱买了一支冰棍自己吃,全然不顾伴他散步的女士。

试想想,像他这种人谁还能跟他交往下去?他跟女方根本就没有"恋",何尝谈到"失恋"。

该患者住院后被诊断为精神分裂症。究其病史,其实在"失恋"之前就有许多不正常的行为举止,只不过还不太明显,没到能被一般人识别的程度。即使这些古怪的举动被人察觉,人们只认为他有些"怪",有些"小气",有些"不近人情",有些"不懂事",而不往是否患了精神病上去考虑。由此看来,是发病在先,失恋在后。也就是说,疾病为因,失恋为果。

精神分裂症在临床上有急性起病的,但绝大多数是缓慢起病的,很难确切地说出具体的发病时间,往往以性格改变和类似神经衰弱的症状最为常见。一些病人的精神活动逐渐变得迟钝,与人疏远,他们孤僻离群,寡言少语。生活上表现懒散、不修边幅,不讲究个人卫生;工作上不负责任,不遵守劳动纪律,想来就来,想走就走。对旁人的劝告不予理睬。对于在校的学生来说,学习成绩会明显地下降。

对这类情况,即使病人不打不闹,没有明显的古怪言行,也要带到专家那里咨询一下。假如病人变得日益孤僻多疑、无端发脾气,有时嘟嘟囔囔地自言自语,或者没有原因地发笑,则更应怀疑精神病之可能。

四、精神分裂症治疗

1. 药物治疗　精神分裂症的治疗以药物为首选。氯丙嗪及新一代药物利培酮是最常用的首选药。此外,奋乃静、氯氮平、舒必利、三氟拉嗪、氟哌啶醇、奥氮平等也是常用药物。

2. 心理和社会康复治疗　寻找与发病有关的应激因素,及时给病人支持性心理治疗,并协助病人解决家庭和工作环境中不良心理刺激,动员家庭和社会力量开展针对病人的社会心理治疗。

3. 其他　尚有电抽搐治疗、中药、针灸等多种治疗方法。对药物疗效不理想,或有自杀与冲动行为、存在护理困难者可使用或合并使用电抽搐等治疗。

五、精神分裂症患者的护理

(一) 护理评估

1. 评估主观与客观资料

(1) 现病史:病情严重的病人,如兴奋躁动、暴力行为或木僵病人,应向知情人详细询问发病前后情况,若需给予紧急处理者,应从快。

木僵病人需评估发生时间、过程、起病缓急、体温、脉搏、呼吸、血压、瞳孔、肢体运动和神经系统检查、实验室检查。

幻觉、妄想需评估其内容、程度、频率、持续时间等,其导致的恶劣情绪、行为障碍及对社会功能的影响,注意病人个人卫生、营养和睡眠状况。

自知力障碍程度的评估。

(2) 评估可能原因或诱因。

(3) 个人史、既往史,病人的自杀、自伤、冲动、外走史;性格缺陷;心理社会因素。

2. 评估相关因素

(1) 精神障碍的严重性:如木僵的相关因素:有误吸的危险、有损伤的危险、有冲动危险、有营养失调的危险、有感染危险、有废用综合征的危险、电解质紊乱、生活自理缺陷;自杀自伤、冲动、外走、不合作的相关因素:精神症状的影响,幻觉、妄想、精神病后抑郁等;亲属自杀史、冲动史、性格缺陷。

（2）对心理社会和应对功能,除评估病理、生理因素外,尚需评估各种基本需要的干扰因素、年龄因素、情境因素、家庭与社会支持情况。

（二）护理诊断

（1）有暴力行为的危险:对自己或他人。

（2）不合作行为:外走、拒绝治疗或护理。

（3）营养失调:低于机体需要量。

（4）睡眠型态紊乱。

（5）感知改变。

（6）思维过程改变。

（7）自我概念紊乱。

（8）生活自理缺陷。

（9）社交障碍。

（10）个人应对无效。

（三）护理措施

1. 安全护理

（1）加强巡视,掌握住院病人自杀、自伤、不合作、冲动、外走行为等发生的规律。对有明显危险的病人应严加防范,其活动应控制在工作人员视线范围内,并认真交接。对有严防医嘱的病人,可设专人护理,禁止病人单独活动与外出,外出时应严格执行陪伴制度。禁止在危险场所逗留。

（2）护理人员给药时应认真负责,监督患者服药。服药后仔细检查其口腔、手、药杯、衣袋等防范藏药。

（3）严格执行病区安全管理与检查制度。将冲动或易激惹的病人分开活动与居住。自杀、自伤病人应避免单独居住。对有外走危险的病人,更应注意热情接待,做好入院介绍,并注意门窗、钥匙的安全管理。

2. 生活护理

（1）提供良好的病房环境,减少外界刺激,做好日常生活护理。如皮肤、排泄、清洁卫生等方面的护理。

（2）晨晚间护理,与患者共同制定每日及每周着衣、洗漱、沐浴的训练计划,督促洗脸、洗脚、口腔护理、更衣、如厕、仪表修饰及沐浴。

3. 心理护理

（1）配合医生做好支持性心理治疗和领悟治疗,倾听、鼓励其说出对疾病和有关症状的认识或感觉。仅在适当时机（如幻觉减弱或妄想动摇时）,才对其病态体验提出合理解释,并随时注意其反应。加强与病人沟通,了解其病态的内心体验,掌握病情动态变化。

（2）了解病人的兴趣爱好,鼓励参加喜爱的活动。安排适量的体力劳动,宣泄、缓解恶劣情绪。争取病友、家庭和社会支持。

（3）建立良好的护患关系。适当满足病人的合理要求,注意品德和安全教育。

4. 特殊护理

（1）密切观察,及时发现自杀、自伤、冲动或外走行为的先兆,保护病人的安全。对不合作或有冲动、过激言行的患者,不与之争辩,及时疏导和阻止,避免激惹,防止过激行为发生。

（2）患者发生自杀、自伤或受伤等意外时,应立即隔离病人,配合医生采取有效的抢救措施。

（3）对发生冲动的患者,可暂时隔离或给予保护性约束,并及时报告医生采取进一步措施。对冲动后的病人做好心理护理,让病人讲述冲动原因和经过,以便进一步制定防范措施。病人平静后应及时解除约束或隔离,并解释冲动的危害性和进行约束、隔离的必要性。对于遭受冲动损害患者立即妥善处理。

（4）患者发生外走时,要立即报告医生,组织力量及时寻找,并通知家属配合工作。对外出回归的病人,要做好回归后心理护理,了解外走的原因和经过,以便进一步制定防范措施。

（5）对木僵病人要做好生活护理:维持水、电解质、能量代谢平衡,必要时给予鼻饲;预防并发症的发生,做好大小便护理,预防压疮。

（6）对意志减退、行为退缩的病人应教会其日常生活的基本技巧,开展行为矫正治疗;对不知躲避危险、不能有效保护自己的患者,应注意加强保护;帮助制定和实施自理生活能力的训练计划,循序渐进,鼓励参加工娱治疗和体育锻炼。

（7）在日常沟通、治疗、护理等需与病人发生躯体接触时,应谨慎,必要时应有他人陪同进行。

5. 健康教育

（1）教会病人和家属有关精神分裂症的

笔记栏

基本知识,有关治疗,特别是药物治疗的基本知识,使其明白按医嘱治疗对预防疾病复发、恶化的重要意义。

（2）教会病人和家属应对各种危机的方法,争取家庭和社会支持,定期复诊。

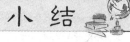

　　思维障碍是各类精神病的常见症状,通常表现为语言、行为方面的异常,可分为思维形式障碍和思维内容障碍。思维形式障碍常见症状有思维奔逸、思维迟缓、思维贫乏、思维破裂、思维中断、思维云集、病理性象征性思维等;思维内容障碍主要指妄想、超价观念和强迫观念;被害妄想是临床上最常见的妄想之一。

　　精神分裂症的病因未明。其临床表现多种多样,特征性症状为病人的知、情、意等基本心理活动脱离现实,与周围环境不协调;其他症状如幻觉、妄想、紧张综合征也较为常见。精神分裂症据临床症状群及其他特点的不同,主要分为单纯型、青春型、紧张型和偏执型。

　　以氯丙嗪及利培酮为代表的抗精神药物是治疗的首选,支持性心理治疗、改善病人社会心理环境、提高病人社会适应能力的康复措施也是重要的治疗手段。

　　在对精神分裂症病人的护理措施上,要提供安全、良好的病房环境,严格对待病区安全管理与检查制度;注意服务态度,建立良好医护关系;减少外界刺激,做好日常生活护理和心理护理;强调了解病情,加强巡视、观察,严防自杀、自伤、伤人毁物、外走等意外发生;对木僵病人加强生活护理,注意营养状况,预防并发症;辅导意志减退、退缩淡漠的病人日常生活的基本技能,引导病人回归社会生活。

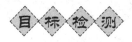

二、选择题

1. 与精神分裂症预后无关的因素为哪一项　（　　）
　　A. 家族中有无精神分裂症者
　　B. 病前性格和发病年龄
　　C. 有无诱因
　　D. 性别
2. 关于精神分裂症单纯型,下列何种说法不正确　（　　）
　　A. 发病多在少年期　　　B. 情感高涨、活动增多
　　C. 生活疏懒　　　　　　D. 病程缓慢
3. 精神分裂症的治疗以氯丙嗪及新一代药物（　　）是最常用的首选药。
　　A. 氟哌啶醇　　　　　　B. 舒必利
　　C. 利培酮　　　　　　　D. 奋乃静
4. 木僵状态主要见于精神分裂症的　　　（　　）
　　A. 单纯型　　　　　　　B. 紧张型
　　C. 青春型　　　　　　　D. 偏执型

三、简答题

1. 简述精神分裂症的护理评估。
2. 根据精神分裂症的临床特征可将其划分为几个亚型? 每型的临床特点是什么?
3. 针对精神分裂的患者,护士应从哪些方面着手为病人提供全面的护理照顾?

四、案例分析

　　黄女士,50 岁,农民。表现性格孤僻,生活懒散,疑人迫害 20 年,加重半年。

　　20 年前出现精神失常,表现孤僻,生活懒散,不知梳洗,更不知料理家务和照顾孩子。有时呆立或卧床不起。对人冷淡,怀疑有人迫害自己,有时无故骂人或自言自语。住精神病医院后,躯体和神经系统检查无阳性发现。精神检查发现有言语性听幻觉和被害妄想,思想松弛,情感淡漠,不协调。意志活动减退。无自知力。诊断为精神分裂症,住院治疗三个月余,病情缓解,但遗留呆滞、被动。出院后能料理家务,照顾孩子。但以后都因断药反复发作多次,最后一次住院系半年前,住院三个月后病情好转,但仍较孤僻,不合群。家属同意改为家庭病床,带药回家治疗。

　　文化程度小学,21 岁结婚,婚后夫妻关系一般,生育两个子女,均已结婚独立生活,因患者长期有病,其子女对患者较生疏。病前性格内向,执拗,不喜欢与人交往。家庭经济状况较差。其母亲有精神病史,诊断不详,已去世。父母双系其他成员中无精神异常者。

　　健康评估未发现躯体和神经系统疾病。

　　医疗诊断:精神分裂症

　　结合黄女士的病情,请列出护理诊断,制定一份护理计划。

目标检测

一、填空题

1. 精神分裂症的病程标准是特征性症状持续_____以上。
2. 精神分裂症患者对护理和治疗不合作,可能与_____、_____、_____、_____有关。
3. 精神分裂症的发生主要与_____、_____、_____关系密切。
4. 精神分裂症患者有暴力行为的危险指_____或_____有危险的行为。
5. 精神分裂症的治疗以_____为首选。

第 ⑩ 章 精神活性物质所致精神障碍者的护理

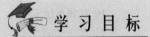 学习目标

1. 说出精神活性物质的概念
2. 列举出精神活性物质的种类
3. 概述引起精神活性物质滥用的因素
4. 说出精神活性物质滥用者的评估资料
5. 能尊重、关心护理对象,进行健康教育

自20世纪70年代中叶开始以来,人类滥用精神活性物质已成为世界范围一大公害。据联合国禁毒署公布的数字,20世纪90年代后期全世界滥用四类毒品(大麻、兴奋剂、可卡因、阿片类)的人数约2亿,占全球人口的3.3%。滥用毒品给人类带来的严重危害是触目惊心的,一些吸毒者控制不住自己和强迫自己去不断地寻求毒品,不顾后果,耗尽个人和家庭的财富,甚至走上犯罪的道路。作为一名护理人员,针对这一特殊群体,需采取有效地护理干预。

第 ① 节 精神活性物质的概念及分类

一、精神活性物质及其相关的概念

精神活性物质指能够影响人类心境、情绪、行为和意识,并有致依赖作用的一类化学物质。人们使用这些物质的目的在于取得或保持某些特殊的心理、生理状态。

在精神活性物质中,对人类构成危害的是毒品。毒品是社会学概念,它被理解为对个人和社会有严重危害的一类特殊物质,是违禁品,其使用受法律程序的严格管理和控制。《中华人民共和国刑法》第375条规定:"本法所称的毒品是指鸦片、海洛因、甲基苯丙胺(冰毒)、吗啡、大麻、可卡因以及国家规定管制的其他能够使人形成瘾癖的麻醉药品和精神药品。"

相关概念:药物依赖、耐受性、戒断综合征等详见《药物学基础》。

关于"国际禁毒日"的来历

1987年6月,联合国在维也纳召开了部长级的"麻醉品滥用和非法贩运问题国际会议",为向世界人们广泛宣传毒品滥用的危害,降低非法需求,由参会的138个国家的3000多名代表一致通过,将每年6月26日定为"国际禁毒日"。

我国2002年禁毒日的主题是:吸毒与艾滋病。

二、精神活性物质的分类及常见代表物质

1. 中枢神经系统抑制剂 酒精类、巴比妥类、苯二氮䓬类等。

(1)酒精类:少量或中度的饮酒会有舒服、踏实的感觉,同时抑制能力降低。一次相对大量饮酒即可导致精神异常,长期饮用可引起精神障碍,包括依赖、戒断综合征以及精神病性症状,同时还可出现躯体损害的症状和体征。

酒精与脑功能障碍

酒精是亲神经物质,是麻醉剂。随饮酒剂量增加,饮酒者可出现脑功能障碍,其表现分为三期:

第一期:欣快与行为轻度障碍,控制情绪能力受损。好交际的人更加健谈,沉默寡言者更孤僻。

第二期:脑功能损害明显。讲话随便,步态不稳,动作不很准确,自我控制明显受损。表现与个人性格、所处环境有关。

第三期:深睡过度到昏迷,甚至呼吸衰竭致死。

(2)巴比妥类:如司可巴比妥等,具有镇静催眠的作用,随剂量增加可产生镇静、催眠、抗惊厥、麻醉,甚至呼吸、循环抑制,中毒致死。长期用药后突然停药易引起反跳。久用可产生依赖,甚至出现成瘾,且戒断症状明显。

(3)苯二氮䓬类:如地西泮,小剂量应用有明显的抗焦虑作用,较大剂量能镇静催眠,

 笔记栏

长期服用可产生依赖性和成瘾性。

2. 中枢神经系统兴奋剂　又称精神兴奋剂,包括苯丙胺、咖啡因(含咖啡或茶中的咖啡因)、可卡因等,引起关注的主要是苯丙胺类药物及可卡因。

(1)苯丙胺类兴奋剂(AST):指苯丙胺类衍生物,包括苯丙胺、甲基苯丙胺(冰毒)、3,4-亚甲二氧基甲基苯丙胺(摇头丸,图10-1)等非法类兴奋剂和麻黄碱、哌甲酯、匹莫林、芬氟拉明等合法兴奋剂。AST 在医疗上可用于减肥(如芬氟拉明)和治疗儿童多动症(哌甲酯、匹莫林)、阵发性睡眠病(如苯丙胺)。AST 使用者常出于不同的目的而从尝试、使用发展到经常使用或滥用。在娱乐场吸食冰毒和摇头丸的人,常会很快表现出思维活跃、精力充沛、能力感增强,可体验到难以言表的快感。而在数小时后,吸食者出现全身乏力、精神压抑,倦怠沮丧而进入所谓的苯丙胺沮丧期。以上快感与沮丧的体验使吸毒者陷入反复使用的恶性循环,形成依赖的重要原因之一。

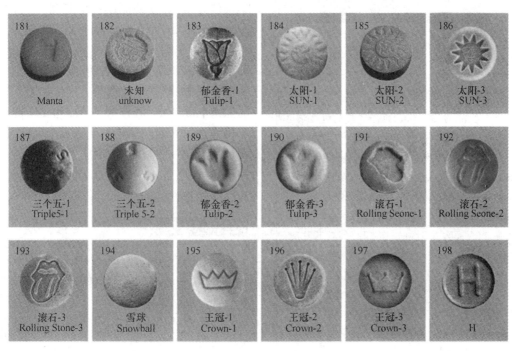

图 10-1　摇头丸

(2)可卡因(图10-2):是从南美灌木古柯叶中提出的生物碱,具有局部麻醉作用,是一种中枢兴奋剂和欣快剂。临床表现与苯丙胺相似,具有强烈的心理依赖性。

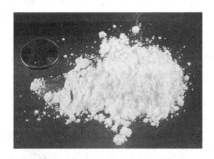

图 10-2　可卡因

3. 阿片类　阿片(鸦片)、吗啡、海洛因(图10-3)、美沙酮、哌替啶、喷他佐辛等。

戒断综合征的典型表现

停药后8～12小时打哈欠、流涕、出汗。12～15小时嗜睡、焦虑、烦躁、鸡皮疙瘩、寒战畏寒、喷嚏;心率增快、血压上升;顽固失眠、软弱、全身疼痛等。以上症状于停药后36～72小时达高峰,可于7～10日内平息。

阿片类物质包括:①阿片;②从阿片中提取的生物碱,如吗啡;③吗啡的衍生物,如二醋吗啡,即海洛因;④具有吗啡样作用的化合物有哌替啶、美沙酮、喷他佐辛等。此类药物除镇痛作用外,还可引起欣快、易成瘾,常用剂量连续使用两周即可成瘾,具有强烈的精神依赖、躯体依赖及耐药性。

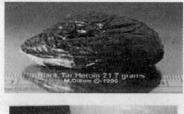

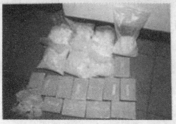

图 10-3　海洛因

> **请你分析**
>
> 　　患者李某,男,32 岁,已婚,因"反复吸食海洛因两年余"于 1999 年 7 月 27 日入院。两年前因好奇而吸食海洛因,开始剂量为 0.2g/ 日,用后恶心、呕吐,渐飘然欲仙,欣快。1 个月后无法停用,停吸后出现心慌、打哈欠、流眼泪、四肢关节疼痛。近日烫吸量增至 1.5g/ 日。现认识到吸毒的危害,自愿戒毒,前来某院。门诊以"海洛因依赖"收住院。病后食欲差、便秘、体重下降、失眠。入院体检:神志清,心肺神经系统无异常。精神检查;意识清,情感、思维无障碍,自知力完整,有强烈的觅药行为。辅助检查无异常。诊断"海洛因依赖"。
>
> 　　你能说出李先生的哪些表现属于躯体依赖,哪些属于戒断症状吗?

4. 大麻　大麻(图 10-4)是一种仅次于鸦片的古老致瘾剂。吸食后自身感到愉快,精力充沛,欣喜若狂,充满自信,可出现错觉及感知综合障碍,兴奋后出现抑郁、不安、共济失调,继而进入睡眠。医疗性使用可减轻抗癌化疗中所产生的恶心、呕吐等症状。

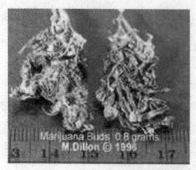

图 10-4　大麻

5. 致幻剂　麦角二乙酰胺(LSD)、苯环乙哌啶(PCP)等,该类药物可产生类似交感神经系统的兴奋反应,出现兴奋、精力充沛、感觉扭曲等,临床上用 LSD 治疗慢性酒精中毒及减轻不易处理的疼痛。

第2节　病　因

(一)遗传因素

　　研究发现,在共同的生活背景下,只有部分人尝试吸毒,而在尝试者中又只有部分人成瘾,成瘾者中则有部分能戒除,另一部分则戒而复吸。家系调查结果表明,吸食海洛因者的一级亲属中,精神活性物质滥用依赖者是正常对照组的 6.7 倍,酒依赖为 3.5 倍,反社会人格则高达 7.6 倍。孪生子调查显示,其药物依赖的病因,有一半以上归因于遗传因素。有专家调查发现,寄养子的吸毒行为与其亲生父母有明显相关性。

(二)心理因素

　　精神活性物质滥用的人因"自我"的功能发展不佳,保持着高度的依赖性。在误吸者中多有较严重的社会、家庭的不幸遭遇或者疾病所致的焦虑、抑郁等不良情绪,很容易接受毒品以求解脱。如经营亏损、夫妻离异、恋爱受挫、炒股失利等较常见,部分吸毒者家庭中有多个吸毒、酗酒、吸烟、赌博等特殊不良嗜好者。另外还有研究发现,有父子、兄弟、夫妻共吸现象。

(三)社会因素

　　社会文化对精神活性物质滥用的发生有一定的影响。多数精神活性物质都有提高情绪的作用,如"酒逢知己千杯少",所谓"无酒不成席",似乎是中国人不成文的规矩。同样精神活性物质还具有抑制作用,即所谓"一醉解千愁"。在吸毒人群中,80% 以上是中、小学文化程度,78% 是 17 ～ 35 岁的青壮年,这些人多处在情绪不稳定期,具有冒险、好奇、追求享乐或有人有一些不良品行,文化素质偏低,分辨是非的能力较差,容易产生追求毒品特有的"愉悦"效应的倾向,受人引诱而染上吸毒的恶习。

　　总之,精神活性物质的滥用是遗传-心理-社会因素相互作用的结果。

笔记栏

青少年吸毒的常见诱因

无知好奇：好奇是青少年的心理特点。但他们对事物缺乏全面的认识，防范及判断是非的能力也比较差。一项调查表明，在青少年吸毒者中，80%以上是在不知道毒品危害的情况下吸毒的。抱着"找一下吸毒的感觉"、"抽着玩玩"、"尝尝新鲜"、"我只想知道吸毒是怎么回事"、"吸一口不要紧"等心态，在毒品面前放任自己的好奇心，就好比在悬崖边抬脚试崖底有多深一样危险。

上当受骗：有不少青少年是在不知情的情况下被毒贩诱骗而吸毒的。毒品贩子为了掩人耳目，同时为了"以贩养吸"，往往设下一些陷阱拉人下水。这些陷阱有花言巧语，请客吃饭，诱骗服用掺有毒品的食物、饮料等。

追求享乐：有些青少年认为吸毒时髦、气派，是高档消费和富有的象征。他们不知道再有什么能满足个人享受了，带着"好吃的也吃过了，好玩的也玩过了，天上飞的、地上跑的、水里游的，只要有卖的，只要能吃的，差不多都见识了，得，抽就抽点儿吧，也不枉来世上一遭"的念头尝试毒品。可这一抽上，就把父母辛苦积攒的家业很快抽光，并搭上自己的健康和生命。

逃避现实：一些青少年由于父母离异、家庭缺少温暖、学习压力大、师生关系紧张、高考受挫以及待业等不顺心的事引起精神苦闷、情绪低落，想以吸毒麻醉自己。这种混沌的心态，只能使自己搭上死亡的快车。

逆反心理：有些青少年在受到家长忽视、冷落之时，很容易产生逆反心理，以企盼得到家长的关注。家长不让他与那些有不良习性的青少年玩儿，他偏要赌气与那些素有劣迹的青少年厮混在一起，一块儿抽烟、喝酒乃至吸毒。

第3节　精神活性物质所致障碍者的治疗及护理

一、治　疗

（一）酒精依赖患者的治疗

1. 戒酒　是治疗能否成功的关键步骤。一般在临床上应根据护理对象酒依赖和中毒的严重程度灵活掌握戒酒的进度，轻者可尝试一次性戒酒，而对酒依赖严重的护理对象应采用递减法逐渐戒酒，避免出现严重的戒断症状以至危及生命。

2. 对症及支持疗法　针对患者出现的精神症状，可选用氟哌啶醇或地西泮。因多数护理对象有神经系统损害以及躯体营养状况较差，应给予促进神经营养的药物治疗，同时补充大量的维生素，尤其是B族维生素。如合并有胃炎和肝功能异常，一般常规使用治疗胃炎和保肝药物。

3. 心理治疗　主要是厌恶疗法，常使用阿扑吗啡。应用阿扑吗啡的厌恶疗法取得疗效，可有2/3的护理对象戒酒取得明显的效果。给护理对象皮下注射阿扑吗啡后，让护理对象闻酒味，当护理对象产生恶心欲吐时给护理对象立即饮酒一杯，如此每日一次或隔日一次，连续10~30次后，即形成对酒的呕吐反射。

（二）阿片类药物依赖的治疗

现代医学认为，吸毒成瘾的形成与生物、心理以及社会等诸方面因素密切相关，因此，戒毒治疗也就不同于一般疾病的治疗。现代全球公认的治疗方案，并非着眼于躯体症状一个方面，而是从吸毒成瘾的机制出发，从生物-心理-社会模式方面全面考虑。这种现代戒毒模式包括脱毒、康复、后续照管三个阶段。

1. 脱毒阶段

（1）替代治疗：常用美沙酮，根据护理对象的躯体反应逐渐减量，原则只减不加，先快后慢，限时减完。

（2）非替代治疗：可乐宁；中草药针灸；其他，如镇静催眠药、莨菪碱类。

2. 康复阶段　主要采用心理疏导、正面教育、社会帮助、体育锻炼、改善营养等措施，矫正护理对象的不良心理、行为态度，完成心理上的康复，使戒毒者重返社会。

3. 后续照管阶段　指的是戒毒者回归社会之后，建立起一个监督、扶持、帮教系统给予后续照管，以便对戒毒者提供心理、专业或职业辅导以及其他方面的支持与帮助，使他们能作为一个正常人适应社会并融入正常的社会生活之中。

（三）巴比妥类、苯二氮䓬类依赖的治疗

对于巴比妥类的戒断症状应充分注意在

脱瘾时减量要缓慢。常用替代治疗用长效的巴比妥类药物来替代短效巴比妥类药物。苯二氮䓬类药物脱瘾治疗与巴比妥类药物相似。

（四）苯丙胺、大麻、可卡因类依赖的治疗

1. 精神症状的治疗 对于症状严重者一般选用氟哌啶醇，常用量 2～5mg 肌注，视病情轻重调整剂量。地西泮也能起到良好的镇静作用。

2. 躯体症状的治疗 对急性中毒者按有关急救护理的办法处理。

二、护　理

（一）护理评估

通过观察、躯体和精神检查、查阅病历记录和实验室检查、交谈等方式，收集精神活性物质滥用者目前的主客观健康资料，了解护理对象的行为特征及精神活性物质滥用程度，进行护理评估。

1. 确定滥用精神活性物质的种类 是单一，还是多种；使用的时间及其行为特征，自我照顾能力，配合情况，是否藏药（酒）。

> **你有酗酒的问题吗？**
>
> 如你有以下的行为，你可能有酗酒的问题了：
> · 对饮酒的分量或频密程度失去自制能力。
> · 每天起床第一件事就是想着喝酒。
> · 你总觉得没有喝过酒，老是提不起劲工作或做任何事。
> · 即使工作时你也会喝酒。
> · 进餐时（不论早、午、晚），你一定饮酒多于吃东西。
> · 每星期至少一次喝得烂醉如泥才痛快。
> · 有间歇性失意，尤其在喝醉之后。
> · 缺酒的时候，会不自觉或不自制地出现手震。
> · 经常因饮酒与家人、朋友或同事不和。
> · 对饮酒行为开始有少许罪疚感。

2. 身体状况的评估 有无胃痛、胸闷、恶心、呕吐、厌食等自主神经紊乱，以及失眠、欣快等症状；在躯体检查中要注意一般情况、注射痕迹、瘢痕、皮肤的各种感染、流泪、流涕等相关症状的评估（有无戒断的生理反应）。

3. 精神病性症状的评估 有无幻觉、被害妄想等。

4. 人际关系评估 是否为团伙吸毒，家庭是否和睦，父母是否有酗酒史、吸毒史。

5. 过去治疗的情况 是主动，还是被动；治疗的时间、方法、次数。

6. 社会支持系统 家庭环境、社会资源。

（二）护理诊断、计划、措施

1. 有暴力行为的危险 对自己。

（1）相关因素：失望的感觉；酒精或药物中毒；酒精或药物戒断症状、重度抑郁所致的自杀观念及行为；不适当的社会支持系统。

（2）护理目标：护理对象不再出现自杀观念及行为；当护理对象出现自杀观念时，可以寻求社会支持系统。

> **两位成功戒毒的人士**
>
> 在美国，曾有一个名叫里奥斯的人，他多年吸毒，为毒瘾所困扰。后来他决心戒毒，并获得了成功。在戒除了吸毒恶习之后，担任了芝加哥一家戒毒所的主任，积极地帮助其他吸毒者摆脱痛苦。
>
> 贝蒂·福特，美国前第一夫人。她也曾成功地戒断了毒瘾，并以自己名字命名，建立了一家戒毒中心，以此鼓励戒毒者热爱生活，充满信心，树立正确的人生观，营造一种诚心戒毒、积极向上的浓厚气氛。

（3）护理措施
1）安全护理：给护理对象安排舒适的环境，移开护理对象可能拿到的具有潜在伤害性的物品（如尖锐物品、绳子、皮带、领带、玻璃器皿等）。
2）心理护理：对于抑郁状态的护理对象，护理人员要关心体贴他们，经常与护理对象谈心，了解产生抑郁的原因。帮助护理对象面对现实，正确对待自身的处境。可适当运用暗示疗法，告诉护理对象一些戒毒成功及戒毒后再创佳绩的事例，使其认识到毒瘾虽难戒，但只要意志坚定就一定能成功，从而树立戒毒的信心与决心，调动护理对象与毒魔做斗争的勇气。同时，可以培养他们良好的兴趣爱好，如听音乐、看小说等。调动其生活的积极性，摆

脱抑郁、苦闷的情绪。

2. 有暴力行为的危险 对他人。

（1）相关因素：酒精或药物中毒；酒精或药物所致的戒断症状。

（2）护理目标：护理对象在治疗期间不伤害他人。

（3）护理措施

1）收集护理对象的用药史和心理社会史等。

2）收集尿标本进行实验室检查。

3）安置护理对象于安静的单人房间，避免环境刺激，同时病室内物品设置要简化，防止危险物品带入病室，避免伤害他人。

4）密切观察病情变化，并定时测量生命体征，以提供急性中毒给药的依据。

5）鼓励护理对象表达内心的感受，并通过运动、静坐、音乐、绘画、园艺等休闲活动转移其注意力，以减轻其戒药过程中所出现的焦躁反应。

3. 营养失调 低于机体需要量。

（1）相关因素：与胃肠功能紊乱、食欲减退有关。

（2）护理目标：护理对象对进食感兴趣，能够按时就餐。

（3）护理措施

1）提供护理对象适宜的营养及热量。

2）定期为护理对象测量体重。

3）采用少量多餐的进食方法以减轻胃部的不适感。

4）与家属商谈选择护理对象喜欢吃的食物。

5）向护理对象宣教摄足营养以满足身体需要与保持或恢复身体健康的重要性。

4. 焦虑

（1）相关因素：人际关系紧张，环境陌生产生的孤独感；需要未满足；发现使用精神活性物质的结果在伤害自己时，又引起更大的焦虑；追求吸毒的快感与伴随戒断症状的冲突。

（2）护理目标：护理对象的焦虑程度有所减轻；护理对象能正确使用健康的调适机制而不用精神活性物质来处理压力及危机。

（3）护理措施

1）要给护理对象提供一个优美、舒适、安静、整洁的治疗环境，护理人员应热情、耐心，从而消除由于环境陌生而造成的焦虑情绪。

2）护理人员多与护理对象交流、沟通，了解他们的心理需求，并尽量给予满足。

3）鼓励护理对象在治疗以外的时间适当娱乐来转移他们的注意力，使心情放松，改善焦虑、紧张心情。

5. 知识缺乏 精神活性物质滥用对身体的影响。

（1）相关因素：好奇；低自尊；不认同相关知识、案例、法律教育；否认精神活性物质滥用所隐含的危险性；不良的社会支持系统。

（2）护理目标：护理对象能描述精神活性物质滥用对个人身心健康和对家庭、社会的危害。

（3）护理措施

1）评估护理对象有关精神活性物质滥用对身体影响的认知程度。

2）采取适合护理对象的学习方法（如问与答、讨论、电视、健康宣传手册等），并制定教育计划和目标，必要时与其家属共同参与制定和完成。要求护理对象和家属说出所获得的知识——精神活性物质滥用对身体的影响，并给予鼓励和肯定，以提高护理对象的自尊与自信。

6. 家庭作用改变 酗酒。

（1）相关因素：家庭成员有酒精中毒史；拒绝治疗；应对技巧不当；遗传倾向；有不良嗜好的个性。

（2）护理目标：家庭成员改进沟通方法；家庭成员有能够解决问题的方法。

（3）护理措施

1）护士能向家庭成员表达关心、期望，促进彼此沟通，并提供心理支持。

2）探讨家庭成员的感受，使护理对象确认自己有无孤独、生气、担心和害怕。

3）强调家庭问题应由家庭内部来解决。

4）帮助其解决问题，并使其建立责任感和持之以恒的决心。

5）鼓励家庭成员寻找增加应对技巧的信息资源。

6）必要时建议家庭向社区服务机构进行咨询。

三、健康教育

护理人员应向戒毒者及其家属讲解一些

配合戒毒的基本常识,指导戒毒者正确对待戒毒过程中的痛苦,学会自我管理,自我控制,自我调节。告诉戒毒者吸食海洛因并非绝对不能戒除。在戒毒过程中,关键是戒毒者要有顽强的毅力和坚强的决心,要有良好的家庭和社会环境,还要有文化的力量、道德的力量、人格的力量。大量的实践证明,阻断药物相关的环境(如吸毒用具、同伴引诱)刺激,可以作为预防吸毒者脱毒后的再次复吸行为的手段之一。对戒瘾成功出院的戒毒者,应坚持门诊观察两年,不断进行心理干预和心理护理,以防毒瘾复燃。

社 会 视 角

有一位从事戒毒工作的年轻女医生,她自认为自己的毅力总比一般吸毒者强,而且从事的就是戒毒工作,便想通过自身试验找到戒毒的良方。她让吸毒者当场吸给她看,接着她自己也试吸了几次。岂知,她从此便上了瘾,而且再也离不开毒品。她先与丈夫离婚,而后变卖了所有值钱的东西;再后来是出卖肉体。到了晚期,她已骨瘦如柴,不思饮食,绝经,乳房萎缩,甚至头发也明显脱落,体表所有可以注射的大小静脉均被进过针并结痂。

通过上述的病例,你有何感触,如何帮助这位吸毒者摆脱毒瘾?

1. 精神活性物质既可以用来治病救人,也可使人家破人亡。它被用在医疗上可以是药品,成为防病、维护健康、治疗或缓解病痛的物质。而用在非医疗上,就会成为对个人和社会造成严重危害的一种特殊物质,是违禁品,其使用受到法律的严格管理和控制。非法使用精神活性物质不仅对个人造成严重伤害,同时也波及其家庭,破坏社会的安定,如吸毒引发杀人、盗窃、抢劫、诈骗等刑事案件。

2. 精神活性物质滥用是遗传、心理、社会因素相互作用的结果。对于精神活性物质滥用者的治疗主要依据所滥用的精神活性物质种类和程度而定。

3. 通过观察、躯体和精神检查等多种方式对精神活性物质滥用者进行评估,向护理对象及其家属宣教戒毒的基本常识,教会他们自我管理,自我控制,自我调节,并通过心理干预,彻底戒除毒瘾。

 笔记栏

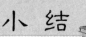 小 结

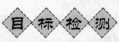 目标检测

一、名词解释

1. 耐受性　2. 戒断症状　3. 精神活动物质

二、填空题

1. 精神活动物质的滥用是_____—_____—_____因素相互作用的结果。

2. 20 世纪 90 年代后期全世界滥用的四类毒品是_____、_____、_____、_____。

3. 戒毒必须包括三个阶段:_____、_____、_____。

三、选择题

1. 引起精神活性物质滥用的因素不包括（　　）
   A. 遗传因素
   B. 家庭系统功能不良
   C. 精神分裂症
   D. 大量饮酒常被视为男子气概的行为

2. 乙醇口服过量的反应不包括（　　）
   A. 语言清楚　　　B. 意识不清
   C. 昏迷　　　　　D. 呼吸抑制

3. 精神活性物质所致精神障碍者的护理评估哪项是错误的（　　）
   A. 通过护士观察　B. 查阅检验报告
   C. 查阅病历记录　D. 给患者注射药物检验

4. 阿片类过量反应哪项错误（　　）
   A. 呼吸抑制　　　B. 意识清楚
   C. 昏迷　　　　　D. 循环抑制

5. 抗焦虑药过量反应哪项错误（　　）
   A. 烦躁　　　　　B. 嗜睡
   C. 意识模糊　　　D. 低血压昏迷

6. 兴奋剂过量的反应哪项错误（　　）
   A. 颤抖　　　　　B. 恐慌
   C. 幻觉　　　　　D. 嗜睡

7. 护理焦虑病人的措施不包括哪项（　　）
   A. 观察记录其行为语言表现
   B. 护士以清晰缓慢口气、友好态度接触患者
   C. 协助患者认知自己的焦虑,主动调整行为
   D. 帮助患者提高解决问题的能力

8. 营养失调的护理措施哪项是错误的（　　）
   A. 提供所需热量
   B. 一般不需记出入量
   C. 少吃多餐减轻胃不适感
   D. 选择患者喜欢的食物

9. 有暴力行为的危险,对自己或他人的护理措施哪项错误（　　）
   A. 观察生命体征　B. 收集个体的用药史
   C. 避免环境刺激　D. 观察液体调节滴数

10. 对有暴力行为的危险,出现自杀观念和行为的护

理措施哪项不妥　　　　　　　　　　（　　）

A. 移开具有潜在伤害物品

B. 与个体共同制定不伤害自己的计划

C. 帮助个体辨认轻生的真实来源

D. 不确认个体可利用的支持系统

四、简答题

1. 精神活性物质主要有哪些？他们与毒品的关系是什么？

2. 为什么有人滥用精神活性物质？

五、案例分析

李先生,30 岁,未婚,个体企业老板。有多年胃病史,经常胃痛发作,服药效果欠佳。在一次疼痛难忍时经朋友的劝说开始吸食"海洛因"0.1g 止痛,当时感头晕、恶心、呕吐,而胃痛果然停止,然后病人带着一种"飘飘然"的感觉而昏昏睡去。以后每于胃痛发作就电告朋友送来海洛因吸食。大约8～9 次后,他体会到了吸食海洛因的快感。从最初只在胃痛时吸食到每2～3 天1 次,然后到每天1 次或1 天几次,每次吸食量约0.1～0.2g。近半年,改为静脉注射,最多时需要"海洛因"2g,如停止注射,打呵欠、打喷嚏、流泪、流涕、恶心、呕吐、厌食、寒战、发热、肌肉骨骼酸痛、起鸡皮、胸闷、心悸、烦躁、辗转不宁难以入睡。并且出现食欲差、便秘、体重下降、失眠等。

患者家人否认有活性物质滥用史。

适龄上学,高中毕业。吸食前性格内向,不愿与人交往,嗜烟酒。

既往体健,无传染病史、外伤手术史及药物过敏史。

体格检查:颜面苍白、表情淡漠、双眼无神,瞳孔等大等圆,直径约 2.4mm,对光反射灵敏,神清,对答切题,双上、下肢沿静脉行走多处注射疤痕,双手震颤,腱反射亢进,病理反射未引出。有强烈的觅药行为。T37.5℃,P60 次/分,R15 次/分,BP15/11kPa,体重 61kg。

医疗诊断:海洛因依赖

结合李先生的病情,请列出护理诊断,制定一份护理计划。

第 11 章 人格障碍与性行为障碍者的护理

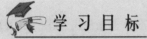

学习目标

1. 说出人格障碍、性行为障碍的概念
2. 概述人格障碍、性行为障碍的成因和常见类型
3. 叙述人格障碍、性行为障碍的主要临床特征及护理

每个人都是独一无二的!

上帝赋予你独一无二的面容,独一无二的性格气质。这种"独一无二"就仿佛是你一生的标志,使你可以独立地存在,使你从芸芸众生中不断凸现出来。

正因为如此,认知自己就似乎成了每个现代人必做的习题。不仅要清楚"只有一个你",而且还要知道只有怎样的一个你。

这不是一个谜,只是需要你自己去解开。

——[德]恩特

第 1 节 人格障碍常见类型及护理

一、人格障碍的概念

人格又称个性。主要是指人的需要、兴趣、爱好、理想与信念等心理活动的倾向性、情感反应与心境的倾向性、意志与行为方式的选择性、认知能力特征等。个性是人在其社会活动中逐渐形成的,一旦形成就较难改变。人格具有相对的稳定性,而且每人的人格各有特点。例如有的人性格比较内向、腼腆,有的人则性格外向、豁达,有的人比较急躁,而有的人稳重等等。人格特征主要是在社会活动的人际关系中表现出来,同时也在社会实践中塑造和发展。对社会生活适应良好的人格称为正常人格;适应不良的人格称为不良人格;与社会发生严重冲突的人格称为病态人格或人格障碍。

人格障碍是一组以人格结构和人格特征明显偏离正常为主的一种心理障碍,表现为社会适应不良,并明显影响人际关系和职业功能。其特征性表现是情感和意志行为方面的障碍。常表现出操纵、敌意、判断力欠佳、爱说谎、情绪善变等不适应行为,人格障碍多在少年或儿童期开始逐渐形成,到青春期定型,并一直持续生命的整个过程。患者自己也感到非常痛苦,但其适应不良的行为方式却很难矫正。

二、人格障碍形成的原因

人格障碍形成的原因很多、很复杂。这方面的研究正在逐渐地展开与深入,并已经有许多重要发现。目前多数人认为:心理因素、家庭影响、社会和环境因素的影响、生物学差异等都将对其人格的形成起着重大的作用。现有许多理论认为人格障碍的病因是由于个体在寻求与社会相协调的身份时遭受挫折和失败而引起的。如在儿童早期发展阶段的精神创伤,特别是父母关系破裂或幼年时期失去了父母并缺少能替代父母的人进行照顾,以及家庭环境的不和谐、不合适的教育方式及社会环境当中不良社会风气的影响等,都会对人格障碍的形成和发展起着至关重要的作用。

三、常见人格障碍的类型与特征

人格障碍的分类方法和依据很多。不论用哪种方法进行划分,各型人格障碍有其共同的行为特征,患者可以在很多方面表现出一些特殊的行为方式:如情感、敏感性、感知和思维方式等,有明显与众不同的态度和行为并长期持续存在某些特殊行为方式,导致社会适应或职业功能受到不同程度的损害,带来一定的痛苦。患者的特殊行为方式多开始于儿童、青少年或成人早期。临床常见人格障碍的类型与特征如下。

(一) 偏执型人格障碍的临床特征

偏执型人格障碍多见于男性,其临床特征

笔记栏

86

主要表现为固执、敏感、多疑,不信任别人,过分警觉,常把别人的好意当成恶意,心胸狭窄,好嫉妒,如无端怀疑配偶及恋人另有所欢,自我评价过高,自尊心强,要求别人重视和尊重自己,易感委屈,对挫折和失败过分敏感,无意之中觉得被歧视、冷遇,常有回击、报复心理,受到批评时则出现争论诡辩,拒绝接受批评,甚至冲动、攻击和好斗。缺少热情与同情心,没有幽默感,从不与人开玩笑。常有不愉快、不安全感。经常处于戒备和紧张状态之中,工作上也很难与同事相处,缺乏自知之明,追求权势。这种人格障碍持续是漫长的,常伴随着年龄的增长而加重。也有少部分人会随年龄的增长人格逐渐趋向成熟或应激刺激减少时,偏执型人格特征也可以得到缓和。

你能辨认出王先生属于哪种人格障碍吗?

王先生,母亲为精神分裂症患者。自幼得不到母爱,由祖母抚养。8岁上小学,学习成绩一般,21岁到工厂上班。从小性格内向,不愿与人交往,倔强、固执,争强好胜,易发火。他26岁结婚,爱人为小学教师,性格开朗、好交朋友,工作责任心强,关心爱护学生。婚后二人感情尚好,妻子由于工作等原因提出过两年后再要孩子,王先生表示同意,但内心有些想法。工作责任心强的妻子,常提前上班或晚下班,对此他产生了怀疑,认为妻子作风不好,与单位领导有不正当关系。为此,经常争吵,毁物,跟踪妻子,遇有妻子与男同志打招呼、交谈,则认为"她与外人有不正常关系",在妻子回家后,即行讯问,若回答含糊,则大吵大闹,甚至做出冲动行为。事后他也后悔,知道对妻子的怀疑毫无根据,应当相信爱人。遇到一点不顺心的事,则大发脾气,无法控制。

(二)强迫型人格障碍的临床特征

这种类型的人格特征为:"完美主义者",做事非常注意计划,甚至事前设计好每一个动作的前后顺序。循规蹈矩,缺乏创新与开拓精神。平时过于严肃、认真、谨小慎微,要求十全十美。对自身安全过分关注,思想得不到放松。遇事犹豫不决。常表现为焦虑、紧张和苦恼。虽然也可以得到一个稳定的家庭,也可以比较好地完成工作任务和取得一些成绩,但仍然缺少亲密和知心朋友。这种人格障碍多发生于男性。强迫型人格障碍者的职业与社交能力受到不同程度损害。

正常人有时也可有一些短时间、较轻微的强迫动作,不影响其学习、生活、工作。

你能找出唐先生的强迫性人格特征吗?

唐先生,大学毕业,医生。出生在知识分子家庭,父母均为教师,从小家教严格,学习成绩一直很好,从不违纪,处处、事事严格要求自己,在班里是班级干部,经常帮助老师管理班级,对班级里不守纪律和学习不好的同学持不理解态度,并严格要求他们,稍有违纪即告诉老师,因此同学关系紧张。考上大学,并被录取到医学院校。入学后学习成绩一直很好,从未有违纪现象发生,上课不迟到、不早退,从不多交朋友。休息日看到同学三两结伴外出、游玩,他也想去,但一想到有课程内容还没复习,便又打消外出念头,回到教室学习,但学习效率很低,成绩逐渐下降。在病房进行毕业实习时,感觉病房到处是细菌,怕自己得传染病,每次接触病人后都要非常认真地洗手,自己也意识到有时没必要洗手,但还是控制不了自己,非洗手不可。另外,他做其他事情也非常认真,一丝不苟,按部就班。在做主治医师后,对所带的医师和实习医师都要求非常严格,工作方式都要完全按他的要求去做,否则就要批评。遇事拿不定主意,不知道该不该做以及怎么做,为此常感到焦虑、紧张和苦恼,睡不好觉。做事古板,不被人理解。与同事及妻子关系紧张,几乎无任何业余生活。有时自己觉得活得也很累,也想放松一下自己,但就是做不到,为此很苦恼。

(三)表演型人格障碍的临床特征

表演型人格障碍有时又称为癔症型人格障碍,表演型人格障碍通常是以人格不成熟和情绪不稳定为特征。常表现为自我表演,其行为过分做作和夸张,用以引人注意。暗示性高,依赖性强,对人情感肤浅,脆弱,易冲动,以自我为中心,遇事不为别人考虑,但希望得到别人的理解和赞赏,而这种期望难以得到满足。对他人具有要挟、操纵、"找茬"等行为。好幻想,常以想像代替事实,任性,缺乏理智,表现为情绪化，不能耐受寂寞，常打扮得花枝招展，表现出调情、诱惑异性的倾向，以能操纵他人而感到快乐。多见于女性。

张女士的哪些表现属于表演型人格特征？

张女士，某服装厂工人，未婚。在读初中时性格变得非常敏感，很注意自己的外貌，总认为自己比别人漂亮，爱听表扬她的话。与同学在一起时总想让人夸她长得多么好看，多么有气质，有能力，经常穿戴一些与自己学生身份不符的奇装异服，用以引起别人的注意。家长和老师批评她，她根本就不接受，反而非常仇视他们，甚至顶撞父母及老师。以"自我"为中心，如在休息时，常将自己打扮得花枝招展，出入一些公共场所。在得到他人关注时，她非常满足，认为自己很有魅力。遇事总想占上风，即使自己的工作有了失误，也要编造谎言，设法说服领导信任。有时对人又特别热情，但稍有不合自己心意，就大发脾气，与人争吵，直至关系破裂。因此几乎从没有亲密的朋友。几次谈恋爱都失败，进一步导致病情加重，入院治疗。

（四）分裂样人格障碍的临床特征

分裂样人格又称为关闭型人格。这种类型的人格障碍多表现为孤僻、固执、行为古怪、孤独、沉默、胆怯。不喜欢与人交往，行为表现为退缩。对别人的批评或表扬无动于衷，对人缺乏热情，情感冷淡，对人际关系采取不介入的态度。缺乏上进心，缺乏性兴趣，性生活冷淡。缺乏亲密和知心朋友。有时也称其为孤独型人格。多发于男性。

你怎样评价胡先生的行为？

胡先生，高中二年级文化。父母均为干部，身体健康，但感情不好，又因工作忙，很晚才回家，对孩子关心较少。因此，胡先生自理能力较强，读初中时经常自己做饭，平时与人交流较少。初二开始成绩逐渐下降，性格变得孤僻。很少与同学来往，自卑心理较重，脾气暴躁，敏感，怀疑班上女同学瞧不起他。放学马上回家，从不参加班级组织的各项课外活动。高中没考上，父母出钱自费读高中。但进入高中后病情进一步加重，很少与父母讲话，

 笔记栏

晚上不等父母回家，他先睡觉了。但睡眠不好，总认为自己长得丑，躯干和下肢比例失调，整天愁眉苦脸，打不起精神，不愿出门、上学、见人。高中二年级时退学，被父母送进医院治疗。

（五）反社会型人格障碍的临床特征

反社会人格障碍多见于男性，其主要特征是对抗社会或有犯罪行为。患者常表现为价值观念取向与常人不同，缺乏法纪观念；情绪不稳，易冲动，好攻击，对人冷酷，没有同情心；做了不道德的坏事很少有羞愧和内疚感；结婚后对妻子和孩子缺乏爱心，自私，不能很好地履行做父母的责任；很难与家人和朋友保持长久的密切关系；也很难谋求到固定的职业；不能从亲身的经历中获得有益的体验；爱说谎，不诚实；人际关系紧张，社会适应能力低下。多数患者在幼年时就表现为学习成绩不良，经常逃学、偷窃、破坏公物、打架、说谎、夜不归宿、对抗老师和家长等。长大成人后多数则喜欢酗酒、闹事、斗殴、旷工，并有自我控制不良等。以上各种特征中应当强调的是综合症状，即由总体人格构成而不是由某一单独行为决定。

你见过李先生这样的人吗？

李先生，初中二年级文化，无业。其父母均为工人，父亲在李某4岁时，由于意外事故死亡，母亲与祖母关系不好，父亲死亡两年后母亲改嫁到外地，李某由祖父母扶养，母亲从不探视。父亲生前及母亲身体都很健康，而且夫妻关系也很好，很溺爱李某。由于家庭变故对他打击很大，他仇视母亲改嫁。祖父母由于年龄较大，对李某的管教力不从心，加之溺爱。李某上小学后开始学习成绩很好，但到了三年级后，成绩逐渐下降，经常不完成作业，时常无故与同学打架，侮辱老师，顶撞祖父母，不服管教，经常威胁祖父母说："你们再管我，我就永远也不回家了。"在学校上课期间经常偷偷离开学校，到社会上不加选择地结交人，学校多次教育不改，后被开除学籍。此后更加不听管教，常常纠集一些人在一起吃、喝、玩、乐、偷盗、赌博，输钱后就找人来毒打赢钱的赌友，使与他赌博的人都不敢赢他的钱。经常和一些

人寻衅闹事,殴打他人,多次至人受伤,也多次被公安机关收审,但出来后仍然如故,毫无改悔之意。

四、常见人格障碍者的护理

(一) 护理评估

护理人员首先要广泛收集资料,想尽一切办法与护理对象深入接触,通过观察及与护理对象或家属等交谈,了解和掌握有关情况。特别注意各型人格障碍的共同特征与特有特征。评估应从以下几个方面入手。

1. 身体方面 注意细心观察护理对象饮食、睡眠、排泄及卫生习惯等方面是否存在异常行为。在进食状况、睡眠状况上较患病前有无不同? 如有无失眠,拒绝服药或藏药,过分讲究卫生,经常洗手,病房里的物品什么都不敢碰等行为。在与护理对象交流、沟通时注意倾听其主诉,了解护理对象是否还有其他科的疾病,做过哪些特殊检查,是否发现问题?

2. 行为方面 各型人格障碍常有多种不良行为或异常行为存在,如:危害最大的对自己或对他人的暴力行为,自我表演行为,过分做作和夸张的行为,对他人要挟、操纵、"找茬"等行为,怀疑行为,强迫行为,过分活动行为,社交孤立行为,对抗社会或犯罪行为等。

3. 认知方面 评估的过程中要注意了解护理对象对周围事物的了解及做出某种决定的能力,如在与护理对象交谈时问他"当你遇到紧急事件时应如何处理和解决? 住院的感受如何? 如何处理压力事件?"通过提问与护理对象的回答,护理人员可以了解和掌握护理对象的认知状况如何:护理对象是否经常使用否定和防卫机制;是否有援引观念、疑心或夸大;是否对批评相当敏感或拒绝;是否缺乏对疾病的认识,爱撒谎、缺乏判断力;是否只关注自己的兴趣,经常有不合理的要求等。

4. 情绪方面 通过观察护理对象的表情、行为和姿势,了解其是否情绪稳定,有无焦虑不安、生气、仇视、害怕及不安全感、情感冷淡,是否觉得别人不可信任。在与护理对象交谈时注意其主诉,如"我觉得很愤怒,心情很烦闷,吃不好饭,睡不好觉"等。

5. 社会与人生观方面 人格障碍的形成与护理对象的文化素养、家庭状况、人际关系及生活环境等有一定的关系,所以在与护理对象接触和交谈时要注意了解社会因素对他的影响。如了解其文化程度、父母对他的教育方式、他与家人的关系及在家庭中的地位;家人对他生病有什么看法,持什么样的态度,家人对他有什么期望;他怎样看待自己,对自己有什么期望,喜欢自己的哪些特质;平时与同事、朋友的关系怎样,是否经常与同事、朋友保持密切的关系及来往;遇到困难时最先找谁帮忙,最近遇到了什么压力,他常采取什么方法解决;现实情况下,他认为压力是否已经解除;认为自己能否胜任所承担的工作,对自己的工作表现是满意与否,平时的一些行为对工作有没有影响等。

通过与护理对象的接触和交谈,了解他是怎样看待人生,是否认为人生是不公平的,其自尊心低还是强;是否要求别人重视和尊重自己,需要别人经常性的表扬与称赞,同时仇视批评,有报复心理,或者对表扬和批评反应不敏感;是否存在利用宗教等来满足自己的情况等。

总之,在评估的过程中要充分考虑到人是生理-心理-社会的整合体,特别是对人格障碍者的评估更应注意心理、社会因素对其作用和影响。护理人员在进行评估时,首先应想办法取得护理对象的好感和信任。如微笑着走近护理对象,并表扬他说:"您今天起得这么早哇? 床铺收拾得也很干净、整齐嘛!"(尽管不完全是这样),他会觉得你很亲近,而不是瞧不起他,这样很容易得到信任,与他的沟通才能更有效。同时护理对象也就愿意讲出自己的心里话,为护理评估提供较可靠的资料。对有些人格障碍者如偏执型、反社会型,尽管你做出了很大努力,他还是对你抱有病态的敌意,很难接近,甚至可能有攻击性行为。因此,在评估时,护理人员应能初步判断出一些先兆性的攻击性语言和行为,如护理对象面部表情紧张,怒目,紧握拳头,不停地来回走动,兴奋,急躁不安,敏感,多疑,夸大别人的错误和自己的优点等,具有威胁性及敌意的语言和身体活动,则应及时发现存在的问题,采取相应的有效措施,避免因误解而带来的医疗纠纷。

(二) 护理诊断

护理人员在收集资料后,对收集到的资料内容要加以综合分析,做出正确的护理诊断。常见的护理诊断如下:

- 有暴力行为的危险
- 有精神困扰的危险
- 个人调适不良
- 语言沟通障碍
- 社交障碍困扰

(三) 护理措施

(1) 护理人员要以坦诚、温和、接纳的态度对待护理对象,主动与其接触,并建立良好的治疗性人际关系。

(2) 维持环境的安全和安静及减少不良刺激。

(3) 鼓励护理对象在无法控制自己时,能立即寻求帮助。

(4) 鼓励护理对象以语言表达感觉及发泄敌意,而不是使用攻击性行为。

(5) 鼓励护理对象参加集体活动,淡化冲动行为相关因素对患者的不良影响。

(6) 教会护理对象控制情绪的方法。如发泄愤怒,可用从 1 数到 100、跑步、撕纸、做操等不同方法。

(7) 当护理对象出现暴力行为时,根据情况可依次给予口头限制、药物控制、体力约束等,并与医生联系处理。

(8) 教会护理对象一些应付压力的技巧(放松技巧),并协助他找出适合自己的放松方法。

(9) 教会护理对象了解人际关系及沟通方面的知识、技巧,协助他建立良好的人际关系。

最早的性格判断现在还在适用

早在远古时代,就已经产生关心"性格"的种种学问了。比如,亚里士多德的大弟子德奥佛斯特就将性格归类成一本《人的种种》,成为第一个研究"性格论"的学者。

德奥佛斯特在著作中,将人们包括愚钝、小气、没胆量、爱唱反调等常见的性格特征及

典型的行动,都以滑稽而略带夸张的幽默笔调写出来。比如:

什么是愚钝的人,就是——

"去找已经忙得焦头烂额的人,要求和他谈谈心。"

"女朋友正生病发高烧,却在她面前大唱情歌。"

"去喝喜酒,却在宴会上大肆批判新娘的不是。"

"看到长途旅行回来、累得全身无力的朋友,却邀他去运动。"

"对方手上有一件事情正在做也不是、不做也不是、犹豫不决的时候,却自告奋勇地表示想接此工作。"

这便是德奥佛斯特笔下鲜活的"愚钝"群像。

"小气"的人又是如何,在德奥佛斯特的笔下:

"请人喝酒,却一直数对方喝了几杯。"

"请别人帮忙买东西,即使花费很低,但一看到账单,仍大皱眉头。"

"天天跑去看自己和邻居的土地界址是否被移动了。"

"请人吃烤肉,却切成小小块,每次只端出一点点。"

"说要出去买食物,逛了半天却什么都没买回来。"

这些便是"小气"的人常有的反应。

德奥佛斯特有关性格的各种描述,早已成为当代有关性格心理学研究的基础。换句话说,他正是"性格论"或"特性论"的始祖学者。

第②节 性行为障碍者的护理

一、性行为障碍的概念

性是人在生存过程中最基本的生理需要之一。性需要的合理满足有益于身心健康。在我国,近年来对性医学的研究逐渐深入,发展较快。性知识在一定阶层的人群中得到普及,因此,对性行为障碍也有所认识,再不是以往的谈"性"色变。维持正常的性行为方式,有助于身心健康和建立高尚的道德风尚,同时有助于社会秩序的稳定。

性行为障碍泛指以两性行为的心理和

行为明显偏离正常，并以这种性偏离作为性兴奋、性满足的主要或惟一方式的一组精神障碍，正常的异性恋受到全部或者某种程度的破坏、干扰和影响。如何评价性行为的正常与异常，下面列出可资区别的几个要点：

（1）符合某一社会所公认的社会道德准则或法律规定，并符合生物学需要的，即可看做是正常的性行为。

（2）某些特殊性行为可使性对象遭受伤害，其本人也为这种行为感到痛苦，或在某种程度上蒙受其害。例如，受到严重指责，地位、名誉受到损害，甚至受到惩罚，则被看做是一种适应不良的性行为。

（3）长时间反复、持续发生的一种极端变异方式的性行为，被看做是性变态的类型。临床上较少见。

二、性行为障碍形成的原因

关于性行为障碍形成原因的研究有多种理论和学派。现在比较公认的是精神分析、精神动力学派理论和行为主义学派理论。但近年来，以上两派理论出现彼此接近或一致的论点，同时又有学者提出整合的理论模式。总之，性行为障碍形成可能与以下一些因素有关：

（1）正常的异性恋遭受阻挠、挫折。如失恋、单恋、彼此相互关系的困难、不满意、不融洽等。

（2）存在心理社会因素、重要生活事件。如工作上的压力、困难、双亲的不良待遇、遭受挫折所至沮丧、焦虑等。

（3）儿童、少年早期受到家庭环境中性刺激、性兴奋经验的作用和影响。

（4）淫秽、色情物品的作用、影响。

（5）在儿童少年早期即有特殊性兴趣、性偏好、性偏见等。

三、性行为障碍的常见类型与临床特征

（一）同性恋

同性恋是指以选取同性为对象来满足性欲要求的一种性取向障碍。以未婚青少年多见，男性多于女性。其特征为对同性的人具有性爱吸引力，并持续表现出性爱倾向，它可伴或不伴有性行为，同时对异性的人毫无性爱倾向，但也可以仍然有减弱的性爱倾向或正常的性行为。对于长期生活在单一性别群体中的人出现的同性恋行为，在转入正常社会环境中后，同性恋行为立即消失的，不能视其为同性恋。

（二）露阴癖

以向陌生异性露出自己的生殖器或手淫，作为屡次使用的、偏爱的满足性欲的方式，称为露阴癖。见于男性，好发年龄为25～35岁。主要表现是反复、强烈的、涉及在异性生人面前暴露自己的性器官的性渴求和性想像，并付诸于行为，一般至少持续半年以上。以这种露阴行为作为缓解性欲的紧张感和取得性满足的主要或惟一来源，而对受害人没有进一步的性接触。这与强奸犯以露阴作为性挑逗的一种手段，进而实行强奸行为是有明显区别的。露阴时间大多数选择在傍晚，地点即在街头巷尾、影院或公园附近，选择人不太多或十分拥挤的场合。发生频率因人而异，有明显差别。

（三）窥阴癖

寻找各种机会偷看异性裸体状态、性交过程，作为满足性欲的偏爱方式，称为窥阴癖。多见于男性。其主要表现特征是偷看女性裸体状态或他人性交过程。此类患者多数没有异性恋，但少数是异性恋者，也娶妻生子。即使结婚，这种窥阴行为也不能终止。在与妻子的性生活过程中，性行为表现异常，如对妻子缺少感情，并对妻子的裸体、排尿等非常感兴趣，或性功能有某种障碍。平时性格内向、害羞，缺乏接近女性的交际手段，常冒险潜入女厕所、女浴室、女生宿舍。有的在窥视的当时独自手淫，有的事后通过回忆与手淫达到性满足。

笔记栏

（四）恋物癖

以非生命物品（常为异性贴身用品）或异性躯体某部分作为激发性欲的惯用或偏爱方式，称为恋物癖。所恋物常为女性的头发、乳罩、内裤、卫生带、脚、腿、鞋等。接触这类物品即产生性快感，在手淫或性交时常同时使用或携带这些物品，以增强性兴奋。抚摸、闻嗅、想象这些物品也能引起性兴奋。这类患者几乎均见于男性，始发于性成熟期。他们大量收集、窃取、保管所恋物品。为得到所恋之物可达到千方百计、不择手段的程度。

部分少年恋物癖者在成年结婚具有正常两性关系后，症状自行消失。单身汉、正常性生活受到阻碍的残疾人、痴呆患者，预后不佳。

四、常见性行为障碍者的护理要点

性行为障碍者，以变态性行为获得快感。这些行为是有悖于道德与法律观念的。因此，多具有隐匿性。即使本人感觉到是一种病态，也并不积极求医。有的导致犯罪，受到法律的制裁。有的被配偶或亲人发现后，强迫去就医，因这种行为被揭露，常表现为抑郁、焦虑、自责心境等。其护理要点主要有：

（1）配合心理治疗，做好护理对象的心理护理，使其认识到这种行为是病态行为，而非真正的道德败坏和违法乱纪。

（2）针对护理对象的抑郁、焦虑、自责心境等，做出恰当的护理诊断，制定出确实可行的护理计划（短期和长期目标）、护理措施，并及时对结果进行评价，从中找出新的问题等。这一护理过程是一个动态的长时间的过程。

（3）在护理过程中要注意安排一些有意义的文娱活动。有意创造一些使护理对象与异性正常接触的环境，并暗示一些方法，逐渐矫正他们异常的社交方式，训练正常的社交方式和人际交往能力，从中得到快乐的体验。

（4）性行为障碍者不能长久住院，因此护士要向其家属及亲人宣教有关护理（心理护理、行为护理）知识，以巩固疗效。

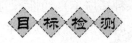

1. 人格障碍与性行为障碍是一种心理障碍，其形成与心理、家庭、社会、环境、生物等多种因素有关。人格多在少年或儿童期开始形成，青年期定型，以后持续整个生命过程。所以，培养良好的个性应当从小做起。

2. 人格障碍与性行为障碍有着不同的类型与相应的临床特征。

3. 护理过程中，对不同的人格与性行为障碍者应正确对待，采用恰当的方法，收集资料，合理评估护理对象的健康问题，并实施护理。

目标检测

一、名词解释

1. 人格障碍　　2. 性行为障碍
3. 同性恋

二、选择题

1. 人格障碍的特征是哪方面的障碍（　）
   A. 能力　　　　　B. 气质
   C. 性格　　　　　D. 情感和意志活动
2. 下列哪项不是偏执型人格障碍的表现（　）
   A. 敏感多疑　　　B. 有奇异的信念
   C. 固执己见　　　D. 自我评价过高
3. 对社会影响最为严重的人格障碍类型是（　）
   A. 偏执型　　　　B. 分裂样
   C. 反社会型　　　D. 冲动型
4. 某女青年，初中时变得非常敏感，很注意自己的外貌，爱听表扬的话，有时撒谎。工作后，常把自己打扮得花枝招展，出入一些公共场所。得到别人关注时，她非常满足，认为自己有魅力。虚荣心强，情绪极不稳定。该患者可能是哪种类型人格障碍（　）
   A. 表演型人格障碍　B. 强迫型人格障碍
   C. 反社会型人格障碍　D. 偏执型人格障碍
5. 某男青年，从小个性孤僻，很少讲话，下班回家即独坐，不与家人交谈。对家里事不关心，生活被动，无兴趣爱好，缺乏知心朋友，该患者可能属何种人格障碍（　）
   A. 偏执型人格障碍　B. 分裂样人格障碍
   C. 反社会型人格障碍　D. 强迫型人格障碍
6. 王某，男，30 岁，未婚，大学文化，公务员。其父对子女要求严格，病人在幼儿园即与一般孩子不同，书包内东西安放有序，无论什么事都要反复检查。办公桌上文具用品有一定的摆法，如果他人无意

挪动了位置便不快,甚至发脾气,因此办公室其他人员都不敢动他的东西。该患者可能属何种类型人格障碍 （ ）

A. 偏执行人格障碍　　B. 冲动型人格障碍

C. 分裂样人格障碍　　D. 强迫型人格障碍

7. 某男性青年,经常晚上去女单身宿舍户外晒台上偷窃内衣、内裤以获性满足,该患者属何种类型性变态 （ ）

A. 恋物癖　　　　　　B. 窥淫癖

C. 易性癖　　　　　　D. 露阴癖

三、简答题

1. 人格障碍形成的原因有哪些?

2. 对常见类型的人格障碍如何制定护理措施?

3. 如何评价性行为的正常与异常?

第 12 章　儿童少年和老年人的精神障碍与护理

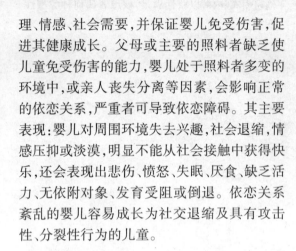

学习目标

1. 说出儿童少年精神障碍的类型
2. 说出儿童少年常见精神障碍表现及护理要点
3. 说出老年人精神障碍的表现及护理要点

在我国,随着社会和经济的发展,儿童少年面临的心理健康问题日益突出。据统计,我国至少有30%的儿童有不同程度的心理行为问题,儿童少年时期的许多问题如果不能得到及时的解决,其影响将会伴随终身。而随着医学科学技术的不断发展,我国人口的平均预期寿命已从20世纪40年代末的35岁上升到现在的71岁,老年人的健康问题特别是老年精神卫生问题,随着年龄的增长而增加,而各种精神障碍会影响老年人的生活质量,严重者甚至危及老年人的生命。所以,护理人员应重视儿童和老年人的精神卫生,对情绪和行为障碍的儿童早期发现、早期干预,积极开展预防和健康教育工作。掌握老年人的生理、心理特点及影响因素,积极开展预防保健,增进老年人的自我保健意识,提高生活质量。

第 1 节　儿童少年的精神障碍与护理

儿童少年期会出现许多身心健康问题,其中主要是心理发育偏离了正常,影响儿童少年心理健康的常见精神卫生问题有以下几种。

一、依恋障碍

(一) 临床表现

正常的婴儿天生就有依恋父母并从他们那里获得照料的要求;而父母能满足他们生理、情感、社会需要,并保证婴儿免受伤害,促进其健康成长。父母或主要的照料者缺乏使儿童免受伤害的能力,婴儿处于照料者多变的环境中,或亲人丧失分离等因素,会影响正常的依恋关系,严重者可导致依恋障碍。其主要表现:婴儿对周围环境失去兴趣,社会退缩,情感压抑或淡漠,明显不能从社会接触中获得快乐,还会表现出悲伤、愤怒、失眠、厌食、缺乏活力、无依附对象、发育受阻或倒退。依恋关系紊乱的婴儿容易成长为社交退缩及具有攻击性、分裂性行为的儿童。

(二) 护理要点

(1) 对准父母的健康教育:保健门诊护士应教给准父母养育孩子的正确方法,必要时可做一些适应性模拟训练,让父母对孩子的出生做好充分的心理准备和物质准备。

(2) 让父母意识到最初父母-婴儿关系的质量对以后调节父母与子女关系、父母关系都有重大而深远的影响。父母对养育子女负主要责任,并且应具有稳定的情绪面对育儿过程中不可避免的琐碎和烦恼。

(3) 家庭访谈护士可以帮助协调适应婴儿的需求、性情、能力和他们的敏感性、反应性之间的关系,帮助父母分享孩子的快乐。

关　键　期

关键期是指个体成长中的某一段时期,其成熟程度恰好适合某种行为的发展,如失去发展和学习的机会,以后该种行为即不易建立,甚至一生都无法弥补。关键期的研究始自1973年医学诺贝尔奖得主劳伦茨对动物行为的观察研究。劳伦茨首先提出印记一词,用以解释动物的社会行为。印记指个体出生后不久的一种本能性的特殊的学习方式。劳伦茨及其他的学者研究发现,刚孵出的雏鸭,对初次见到的活动对象(母鸡、人、自动玩具等),很快就会学到与之亲近,就像雏鸭跟随母鸭一样的关系。但如孵出的时间较久才接触到外界的活动对象,雏鸭就不会出现印记现象。著名的心理学家海斯曾从事一项有趣的观察实验。海斯以机器孵化法取代母鸭的工作,并在听到卵壳内有声音时,以"come,come,come"之声回应。结果发现,雏鸭自破壳之时起,就会随着"come,come,come"之声与人亲近。这些印记现象,后经学者证实在其他的动物行为中也存在。印记现象以及形成印记行为的关键期,是否在人类行为中也同样存在。对此问题的研究有三个方向:①产前环境对胎儿的影响。②婴儿期间情绪发展不顺利,可能影响以后人际关系。③儿童期语言学习机会被剥夺,以后的语言发展困难。

二、精神发育迟滞

精神发育迟滞是一组由生物、心理、社会多种因素引起以智力明显落后于正常水平和适应能力缺陷为主要特征的一组发育障碍性疾病。世界各个地区的患病率为 1% ~ 3% ,是导致人类残疾最为严重的疾病之一。

(一) 临床表现

根据智力低下的程度,可将本症分为轻度、中度、重度、极重度四级。

1. 轻度　约占本病的 75% ~ 80% 。轻度本病在 2 岁以下儿童不易察觉,直到入学或他们不能达到相应年龄应具备的技巧时才被发现。这类患儿一般没有脑部器质性损害,没有躯体畸形和异常。对周围的好奇和兴趣缺乏,语言发育较迟,掌握抽象词汇极少,分析综合能力差。经耐心教育可获得一定的阅读能力和计算能力,但解决问题能力差。适应能力低于一般同龄儿童,不能应付外界变化。长大后可做简单具体工作。

2. 中度　约占本病的 12% 。一般 2 岁以后表现出来,早年各方面迟缓,对周围环境辨别能力差,生活部分自理。在监护下可从事简单的体力劳动。

3. 重度　约占本病的 8% 。具有某些躯体畸形和神经功能障碍,生后不久即可被发现。患儿早年各方面发育均推迟,言语发育障碍,理解能力极差。能学会自己吃饭及基本的卫生习惯,对明显的危险能够躲避,长大后可

在监护下从事最简单的劳动。

4. 极重度　又称白痴,约占本病的 1% ~ 5% 。有明显的躯体畸形和神经功能障碍,没有语言功能。感知觉明显减退,不知躲避危险,生活不能自理,这类患儿多早年夭折。

(二) 护理要点

本病至今无特效药可治,个体化的特殊教育、训练和护理能使患儿智力和技能得到发展,帮助他们成为家庭和社会残而不废的成员。

1. 预防　做好一级预防,消除母亲怀孕期的有害因素和后天有害因素。做好婚前、产前检查,预防遗传性疾病,重视孕期保健。对婴幼儿加强防疫保健,避免意外伤害。

2. 健康教育　首先让患儿的父母或主要的照料者树立教育的信心,不能过于悲观,良好的教育甚至可以挖掘出患儿的特殊潜能。其次应向他们提供本病的科学知识和基本的教育训练方法,有针对性地制定切实可行的计划,循序渐进、耐心教育。对教育的效果定期进行评价。

3. 早期训练　患儿心理发展和成熟的速度虽较缓慢,但随着年龄的增长仍有所发展。首先应训练患儿语言功能和运动功能,随之加强对智力和认知功能的训练。按照发挥潜能的生理原则,促进他们的智力发展,以增进社会适应能力。

三、儿童孤独症

广泛性发育障碍是指起病于婴幼儿期,具有社会交往、语言沟通和认知功能特定的发育延迟和偏离为特征的一组神经精神障碍。儿童孤独症是其中一诊断类别。本节主要介绍儿童孤独症。

(一) 临床表现

孤独症以缺乏社会交往、语言交往和游戏兴趣,重复刻板动作,强迫保持生活环境和方式为特征。

1. 社会交往障碍　社会联系和相互交往的缺陷目前被认为孤独症的核心症状。大部分患儿在婴幼儿起就出现对人缺乏兴趣,不会望着妈妈微笑,6 ~ 7 个月还分不清亲人和陌

笔记栏

生人。不像正常的小儿咿呀学语,只是哭叫或显得特别安静。

2. 语言和交往障碍　语言障碍在孤独症中表现较为显著。主要有非语言交流障碍,语言发育延迟或不发育,语言内容形式异常。

3. 兴趣狭窄,坚持同一格式和仪式性强迫性行为。

4. 感觉、动作、智能和认知障碍。

(二) 护理要点

目前尚无治愈孤独症的良方,良好的护理、教育和行为干预可在一定程度上改变其预后。极少数还可获得教育文凭和竞争性职业。

1. 对家长的健康教育　设法消除家长焦虑、绝望和内疚情绪,因家长的负性情绪会妨碍患儿的治疗和恢复。一方面要给家长讲述孤独症的有关知识。另一方面使家长变被动为主动,教会家长矫正教育的方法,并长期坚持,能一定程度改变患儿的预后。

2. 早期干预　从早期开始,为患儿提供有序的学习环境和个体化、特殊化的教育方法。减少适应不良的行为,如降低僵化和刻板动作的频率与程度。运用学习推广行为治疗方法,消除过分行为,如莫名其妙的大笑、哭泣或害怕、暴怒等。

3. 加强监护　加强监督和照料,防止患儿的自伤和攻击行为。

4. 指导合理用药　用药的目的在于改善特定的症状,为照料和训练教育提供条件。家长应明确一些常用药物如氟哌啶醇、纳屈酮、丙米嗪等的适应证和不良反应,避免滥用药物。

四、学习障碍

学习障碍通常指明显的在掌握和使用听、说、写、读、推理或计算能力方面有困难的不同种类障碍。这些障碍是个体内在的,被认为是由于中枢神经系统功能失调所致。

(一) 临床表现

本症临床表现涉及范围较广,但最显著的特征是以学习能力障碍为主。大部分学习能力障碍的儿童外表与正常儿童无差别,入学后开始阅读、写字、做算术作业时才发现学习技

能方面的缺陷。

1. 语言特殊发育障碍　单纯发音障碍,表现为发音错误,别人难听懂。语言表达障碍,表现为讲话不连贯,语句不通,句法错误等。语言感受障碍,表现为不能听从简短的口头指令,对老师的讲解难以理解,完成作业困难。

2. 阅读障碍　阅读时在发音处理方面很糟糕,速度慢,注意力不集中,不能回忆也难理解阅读内容。

3. 计算技能障碍　基本的计算技巧、加减乘除运算困难。不能理解数学的基本概念、术语,计算应用题更困难。

(二) 护理要点

学习困难的儿童若不采取及时的补救措施,可对成年后选择职业、社会关系和心理产生消极的影响。因此需要早期干预和训练。

1. 语言和阅读能力训练　音韵处理能力很差的儿童可以进行强化教育和相应的提高单词阅读技巧的音节训练,这一措施进行越早影响越大。语言表达障碍的儿童,应从日常口语训练开始,逐步提高语言表达能力。

2. 学习兴趣培养　针对儿童的个性特点,设计生动有趣的教学方法,激发儿童的学习兴趣。可以通过游戏、唱歌、实践参观或多媒体演示等形式进行教学。对孩子的进步及时鼓励和强化,让他们体会学习的乐趣。

3. 特殊教育训练　根据不同的障碍进行专门的训练,训练的内容由简单到复杂,由一种到多种,训练难度适中,循序渐进,反复耐心地进行。

4. 心理护理　学习困难的儿童会因为同学的歧视、家长的责备而出现沮丧、焦虑、自卑,不愿意上学,影响儿童的心理发育。因此,医护人员、家长、教师应统一认识,给他们以同情、关心、鼓励和帮助,激发和调动儿童的学习积极性,及时鼓励其进步,增强他们的学习信心和培养良好的个性品质。

五、品行障碍

品行障碍是指儿童少年期持续出现的攻击性和反社会行为。这些行为违反了社会行为规范和道德准则,影响儿童本身的学习和社

交功能,损害他人或公共利益。

(一) 临床表现

1. 一般性攻击行为　可表现为躯体攻击和言语攻击。如打架斗殴,恃强欺弱,强迫他人为自己做事,结成团伙打群架,以言语伤害人,还有残酷虐待动物的行为等。

2. 破坏性和违抗性行为　表现为故意破坏家中或别人的东西,损害公共财物。经常与老师和家长对着干,不服从管教。

3. 其他　说谎,表现为经常有意无意说假话,甚至说谎成性,以至于其父母都难辨真伪;偷窃,有的儿童以行窃为乐,构成违法;逃学或离家出走;纵火、吸毒、强奸、淫乱行为等。

(二) 护理要点

儿童品行障碍治疗较困难,不同的儿童预后表现不同。有的经教育可逐渐恢复;有的形成少年违法;有的发展为成年期的人格障碍甚至违法犯罪,成年以后发生其他精神疾病的机会也增多。因此,早期预防和干预可起到积极的作用。

1. 预防　社区护士在进行社区家庭评估过程中,对于高危家庭的孩子,如父母有违法犯罪行为、精神异常或人格异常,父母离异、家庭功能紊乱等,要进行家庭干预,帮助处理家庭危机,最大限度减少对儿童的影响,必要时可将孩子暂时寄养到正常家庭中去。对学习成绩差、经常受歧视和排斥的高危儿童,也要进行及时的干预。父母应有责任为孩子创造良好的家庭环境,促进孩子的健康成长。

2. 行为矫正治疗　护士主要指导父母对儿童进行行为矫正治疗,如采用阳性强化的措施奖赏儿童的亲社会行为,必要时采用一些轻微的惩罚措施消退不良行为。总的原则是:多用正强化,少用惩罚疗法。

3. 社区治疗　可借助社会力量帮助品行障碍的儿童,护士以及社会志愿者与这类儿童建立朋友关系,作为行为的榜样引导他们改正不良行为。另外,社会、家庭、学校形成教育合力共同关心品行障碍的儿童,统一训练计划,改善他们的人际关系,提高学习成绩,增加自尊,共同改善儿童的不良行为。

六、注意缺陷/多动障碍

注意缺陷/多动障碍是指小儿的智能正常或接近正常,其主要表现为与年龄不相称的注意力易分散,注意广度缩小,不分场合地过度活动,精神冲动并伴有认知障碍和学习困难的一组症候群。

(一) 临床表现

1. 过度活动　与年龄不相称的活动水平过高是注意缺陷多动障碍的特征表现之一。多动症儿童表现为玩耍无长性,并且好破坏。上课时,小动作不停,坐不住,手总是闲不住,像有一个马达在驱动,动个不停。注意缺陷/多动障碍的"多动"带有唐突、冒失,不顾危险,过分恶作剧,不计后果等特点。与正常儿童活动相比,不仅是量的增加,还有质的改变。

2. 注意集中困难　儿童有意注意集中于目标的能力减弱。上课注意集中困难,做事丢三落四,注意力极容易分散,很难将一件事情进行到底。

3. 好冲动　多动症儿童情绪自控力弱,做事不考虑后果,全凭冲动行事。

4. 学习困难　多动症儿童智力水平一般正常,但大多数成绩低下,主要与注意力不集中有关,也有部分儿童存在知觉障碍而影响学习效果。

(二) 护理要点

1. 行为调整　目的是使适当的行为增加和不适当的行为减少或消失。在病区,护士可配合或参与行为矫正治疗,建立一个专栏,对每位儿童每天的行为进行记录,适当的行为加分或表扬奖励,不适当的行为减分或受到惩罚。在社区,可指导家长对儿童的行为予以矫正。

2. 教育调整　向教师讲解注意缺陷/多动障碍是一种病,避免给儿童贴上"差生"的标签。儿童的学习环境应安静,环境布置应简洁,以冷色调为主,避免分散注意力。学习任务和学习目标应根据多动症儿童的特点进行适当的调整。

3. 健康教育　组织家长座谈会,向家长介绍有关注意缺陷/多动障碍的科学知识和特

笔记栏

和否定自己,甚至自罪自责,悲观厌世。

(3) 记忆和认知功能障碍:记忆力、理解力和判断力均显著下降,而本症的主要特点在于情感障碍,注意与老年性痴呆鉴别。

(4) 意志活动减退:轻者表现为主动性下降,依赖性增强,重者则处于无欲状态,对外界变化无动于衷。

(5) 自杀观念和行为:老年期抑郁症自杀观念和行为发生率较高,其一旦决定自杀,态度坚决,行为隐秘,自杀成功率高。

> **重视"老年期抑郁症"**
>
> 一位老妇人独居,原来脑子很清楚,但其丈夫去世后的几个月以来,她变得闷闷不乐,郁郁寡欢,面容憔悴,不愿说话,整天呆在家里,对外人爱理不理,很少与子女或亲友交流。如此时间一长,竟然变"傻"了,常算错数,理解能力也变差,做事丢三落四,以前会做的许多事情现在全都不会做了,而且伴有失眠、食欲不振、腹胀和便秘。在儿女来看他时,她说自己"生不如死"。专科医生诊断为"老年期抑郁症",服了一个多月药后,精神状态恢复了正常。可见:①老年人易患抑郁症;②老年人切忌整日沉默、孤独、与世隔绝,应当有意识地多与人交流,特别是与年轻人交往,并且乐观地对待生老病死等生活事件;③应及时接受专科治疗,以免贻误治疗时机;④治疗后,抑郁症状缓解,未受损伤的智力便可恢复正常,故又称"假性痴呆"。

老年期抑郁症一般近期疗效好,远期疗效较差。随年龄的增长,复发机会增加,间歇期变短,缓解不彻底。

2. 老年期躁狂症 老年躁狂病人的症状常不典型,常常以激惹增高、泄怒、粗暴行为、态度傲慢、兴奋乱跑、好管闲事为主要表现。老年期躁狂症预后较差。

(四) 老年性痴呆

见第8章。

以上列举是老年期常见的精神障碍,其他还有老年期酒与药物滥用、老年期创伤后应激障碍、老年期性功能障碍、老年性失眠等对老年人的精神健康都会产生不利影响,医务人员应积极做好三级预防,提高老年人的生命质量。

> **老年期自杀**
>
> 老年期自杀是指55岁以上的个体蓄意结束自己生命的行为。据统计,我国每年有20万人自杀成功,自杀未遂是自杀死亡的10~20倍。而中国老年期自杀是中国自杀的突出问题,其严重性在于自杀率高,仅次于新加坡,居世界的第二位。导致自杀的因素是多方面的,主要有自然灾害;社会生态因素,如生活无保障、家庭矛盾、婚姻不幸、重大的生活事件、重病恶病者、严重残疾或被遗弃者等;心理因素,如心理脆弱性、心理感染性、病态心理;生物因素,如躯体疾病、精神疾病等。自杀的主要表现:①自杀意念的产生:自杀意念是体验自杀的动机,个体胡思乱想或打算自杀,但未采取和实现此目的外显行动。②准自杀——非致死性蓄意自伤:是一种模拟自杀的病态行为,其目的是求救和考验,而不是致死的自我服毒或自我伤残。蓄意自杀具有冲动性、警告性、幼稚性三大特性。③自杀未遂与自杀致死:在自杀意念的人中,约有5%的人出现自杀行为,有自杀行为的人当中,仅约10%的人自杀致死,其余均属自杀未遂,获得挽救,可能完全康复,也可能致残。
>
> 在我国,老年人的自杀率随年龄的增加而上升,护士应在工作中对老年高危人群采取预防措施,早期识别自杀风险,进行有效的干预。

二、老年人精神卫生护理

1. 维护和增进老年人的心理健康 加强老年人自身的心理保健,让老年人认识到积极的个性特点是安度晚年的基本条件,帮助老年人改善个性特点的不足之处,培养乐观的情绪,树立正确的生死观,积极面对生活。发挥社会支持系统的作用,满足老年人的物质和文化需求。

2. 防止老年期心因性疾病的发生 科学合理安排老年人的生活,注意保健,防治疾病,引导老年人参加一些社会公益活动,丰富精神生活,尽快适应离退休后社会职能的变化,处理好家庭关系,防止发生各种不良的心理反应。已发生心因性疾病的,应充分重视环境调整与精神治疗。

3. 改善脑功能状态 老年人生活应劳逸结合,合理用脑,防止一些缺血性脑疾患导致的精神异常。有明显脑血管疾病和神经系统疾患的老年人,应指导合理用药,降低这些疾病对心理机能的影响。

4. 健康教育　开展老年人精神卫生宣传和咨询,普及精神卫生常识,提倡健康的生活方式,使老年人重视精神卫生,了解心理、社会、环境因素与精神疾病的关系,指导如何防治各种精神疾病,增强老年人的适应能力。积极开展社区、农村老年人的精神卫生服务,对老年人的疾病及早发现、及时治疗,以减少老年人的心理障碍和精神疾病的发生。

> 　　儿童少年和老年人的各种精神障碍会不同程度影响个体的生命质量,重者甚至会导致精神残疾,成为社会的负担。所以,护理人员应早期发现、早期干预,积极开展儿童少年和老年人精神卫生预防和健康教育工作。在对儿童的护理过程中,还应重点做好家长的健康指导,因为家长长期的影响,比护理人员的短期影响作用更大。

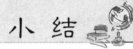

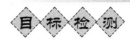

一、名词解释

1. 精神发育迟滞　　2. 学习障碍

3. 品行障碍

二、填空题

1. 精神发育迟滞根据智力低下的程度可分为_____、_____、_____、_____四级。

2. 学习障碍临床最显著的特征是以_____障碍为主。

3. 老年期神经症的主要表现有_____、_____、_____、_____、_____及兴趣减少,记忆力下降和各种躯体症状。

三、简答题

1. 简述儿童少年和老年人的各种精神障碍的临床特点。

2. 简述儿童少年和老年人的各种精神障碍的护理要点。

第13章 社区精神卫生护理

学习目标

1. 说出社区精神卫生护理的概念
2. 说出社区精神卫生护理的工作范围
3. 列出精神障碍者康复护理的目的、原则、影响因素及工作内容
4. 说出精神障碍者家庭护理的内容

21世纪的世界,竞争越来越激烈,生活节奏越来越快,给人们带来心理压力越来越大,使精神障碍的发生呈现明显增高趋势,严重影响着人们的生活质量,是一个不容忽视的问题。精神障碍的预防、治疗与康复不可回避地与社区精神卫生的护理有着密切关系。

第1节 概 述

一、社区精神卫生护理的有关概念

社区精神卫生护理是应用精神科护理学的理论和技术以及社区医学的相关知识,对社区护理对象的精神卫生进行预防、保健、治疗、康复等方面的护理服务。它是精神科护理学的一个分支,是精神科护理学专业知识与社区护理对象的具体问题有效结合、综合运用的护理服务。它注重提高护理对象的心理素质和社会适应能力,从而减少精神和行为问题的发生,维护他们的精神健康。

二、社区精神卫生的现状与发展趋势

目前,我国的社区精神卫生工作在不断完善,建立健全各类精神病防治机构。全国各地根据本地的特点建立社区精神卫生服务机构,培训基层精神卫生保健人员,开展多种社区精神卫生服务。如,深圳市区的市-区-街道三级保健网等对群众进行精神卫生服务;一些学校开设心理健康教育课,培养学生良好心理素质;心理咨询服务正在逐步规范化等。在有关部门的领导下,社区精神卫生服务将继续以群众健康为中心,把预防、保健、诊疗、护理、康复、教育等融为一体,使精神障碍者从医疗、教育、职业、社会等方面全面康复。总之,在社区精神卫生护理工作中,护理人员将发挥更大的作用。

社区精神卫生服务——必须重视的服务

第二次世界大战以后,精神障碍者人数快速增长,引起各国重视并相继制定发展社区心理卫生计划与相应法规,主张在急性期积极治疗后,应尽早回归社会。自1952年起,精神药物陆续发明,精神症状的有效控制,使得精神障碍者可以回到家中或社区生活中,不再长期被留置在医院。自20世纪80年代起,由于医疗费用快速增加,人们对医疗成本严格控制以缩短住院时间,以致出院后回家需要照护者比过去增多,因而又发展了精神康复治疗与家庭治疗。因此,提供社区精神卫生服务不仅是未来的潮流,更是当今必须的服务。今天,一些国家如英国、美国、日本、德国、澳大利亚社区精神卫生服务开展得较早,服务体系较完善。

接链

三、社区精神卫生护理的工作范畴

社区精神卫生护理工作侧重居民整体的精神健康,强调精神障碍的预防、保健、治疗和康复,故工作范围从传统的治疗患者发展到对精神障碍的预防及康复,其工作范围涵盖了一级、二级及三级预防保健工作。

(一) 一级预防

一级预防是向人们宣传精神卫生知识,建立正确的精神卫生概念,降低或者改变可能引起精神障碍的因素,以预防和减少精神障碍的发生。它强调的是帮助个人增强适应能力,减少环境中有害因素,针对一些容易导致心理问题或精神障碍的情况给予适当帮助。

笔记栏

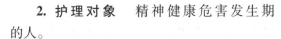

1. 目的 促进健康,预防精神疾病的发生。

2. 护理对象 精神健康危害发生前期的人群。

3. 工作项目

(1) 健康教育:提供不同年龄的心理健康指导。

(2) 专项咨询:婚姻咨询、高危儿童咨询、家庭咨询等。

(3) 促进精神健康:提供有关正常发展与成长阶段的知识和应对技巧,改善生活环境,促进形成良好的个人生活方式,提供压力处理的技巧。

(4) 特殊预防:提供有关药物及酒精滥用对身心和社会影响的教育,提供对社区高危人群(如离婚者、失业者)的心理支持。

(二) 二级预防

二级预防工作主要是推广对精神障碍的知识,建立人们对精神障碍的正确认识,以便能够早发现、早诊断与早治疗,从而缩短病程及降低残障的发生。

1. 目的 对精神障碍者早发现、早治疗以缩短病程及降低残障的发生。

精神障碍的早期信号

下面是精神障碍早期的一些信号,为我们早发现、早诊断精神障碍者提供一些参考:

1. 无缘无故地担心会发生不幸的事,为一点小事而忐忑不安,夜不成眠,食不知味,心慌意乱。

2. 闷闷不乐,不愿见人,对周围事物毫无兴趣,悲观厌世。

3. 动作古怪,行为异端,破口骂人,哭笑无常,嗜睡。

4. 自感言行甚至所思所想的隐私,均被别人知道,因而惶恐不已。

5. 莫名其妙地情绪高昂,高度兴奋,声音高扬,花钱大方,爱管闲事。

6. 总认为某位异性对自己有着好感,尽管屡遭拒绝,仍紧追不舍。

7. 毫无根据地怀疑爱人有外遇,对无根据怀疑的"第三者"追迹跟踪。

8. 无端怀疑他人加害于自己而昼夜防范,不敢出行。

9. 总感觉路上陌生人用怀有敌意的眼光注视自己。

2. 护理对象 精神健康危害发生期的人。

3. 服务项目

(1) 开展精神障碍防治知识的普及和宣教。如通过电台、广播、宣传栏广泛宣传,印发有关知识的专刊,使群众正确认识精神障碍,关心、理解精神障碍者,主动并及早送他们就医。

(2) 开展精神障碍者的摸底调查。定期进行社区居民精神健康评估检查,并连续评估高危人群。

(3) 危机干预:对抑郁症患者早治疗、防自杀,对躁狂症患者早治疗、防伤人伤己。

(4) 及时治疗、护理各类精神障碍者,合理用药并缩短其住院时间。

(5) 联系会诊、转诊:发现行为异常者,则通过与医生等的合作,在社区的门诊、医院或家庭、机关单位、学校和危机处理中心等场所,及时联系会诊、转诊。

(三) 三级预防

住院治疗的精神障碍者因与外界环境相对隔离,出现人际关系障碍,社会适应能力下降,以及社会上的偏见等,使患者及其家属产生较多耻辱感,有些家庭往往不愿接纳患者回家。长期住院导致"住院综合征",加重了患者的"衰退"倾向。如何帮助患者重返社会并适应生活是三级预防的主要工作。

1. 目的 精神康复,运用社区各种资源制定长期照顾计划,帮助精神障碍者降低其退化或残障程度,发挥其现有能力,早日回归社会,获得合适的安置。

2. 护理对象 精神健康危害发生后期(慢性或康复期)的精神障碍患者。

3. 工作项目

(1) 防止病残:预防疾病合并症及增进康复,促使患者各方面的功能达到最大限度的恢复。

(2) 康复护理:建立各种工疗站、日间住院部门、农村康复站、群众看护网、康复训练中心、福利工厂等,对患者进行全面康复,促使患者早日恢复家庭生活和回归社会。

(3) 调整环境:协助调整患者出院后的生活环境,指导并协助家属为患者制定生活计划、家庭照顾计划及患者的训练活动等,努力解决患者的心理健康问题和日常生活中的困难。

（4）巩固疗效,预防复发:让患者在社区继续获得治疗与护理,家属和社区医护人员都应督促患者按时按量服药,给予心理上的支持,帮助患者创造良好的治疗环境,增强患者的治疗依从性,使之能够积极配合治疗和康复。

（5）落实管理工作:通过加强对社区的康复之家、福利工厂、患者公寓、患者医疗护理档案等的管理,减轻医院及家庭的负担。评估、分析社区服务对象的精神健康问题,制定和完善社区医疗、护理、管理内容及相关制度,使整个社区的患者都能够得到良好的服务。

总之,社区精神卫生护理是利用各种服务机构给人们提供有关精神健康的指导与咨询、疾病的治疗及康复等整体性、连续性的照顾,使患者在社区中仍可获得适当的照顾,争取早日回归社会。

精神残疾

精神障碍者若治疗不及时或病情久治不愈,或反复发作,以至于生活懒散,对家人缺少亲情,整日呆坐不动,丧失了工作和生活能力,这就是"精神衰退",从社会功能角度讲为"精神残疾"。疾病是指一个人的生理、心理功能的缺陷,而残疾强调疾病对其正常生活、工作和学习的限制及妨碍。精神障碍者的疾病发作期毕竟是短暂的,多数是可以治疗的。治愈之后,完全可以像正常人一样生活和工作。少数久治不愈者,也可以在病情相对平稳的阶段从事力所能及的工作。所以,精神病不等于精神残疾,精神障碍者也不一定就是残疾人。如果一个人发生了精神障碍,甚至精神病,就永久性地被当作残疾人来照顾,而忽视他们的劳动力和创造力,这是对精神障碍者的不公正的待遇,也是对社会劳动力的一种极大浪费。

精神残疾的主要表现:生活自理缺陷、家庭功能缺陷、社交能力缺陷、职业能力缺陷。要防止精神残疾的产生,应采取药物治疗和康复治疗并行的方法。

笔记栏

社区资源

社区资源是指凡能协助解决社区产生的

问题,满足社区需要的所有动力。它包括有形资源(人力、物力、财力等)和无形资源(同情心、同理心、参与感、责任感与荣誉感)。有效的社区心理卫生工作需要建立一套完整而有系统的工作网络,以利于患者住院的医疗、出院的追踪照顾以及生活、就业、就学的辅导。因此,精神卫生社区资源不局限于精神医疗机构,如精神卫生中心、卫生所、心理辅导机构、危机干预中心等,还包含非精神医疗机构如公安局、民政局、120紧急救护中心及各种技能培训中心等。

回归社会

精神障碍者回归社会,并不只是能够居住在社区中,而是通过特别设立各种康复渠道,提供多样的医疗护理服务,促使他们能够与他人互动,扮演合适角色,贡献所能,并满足自己的需要,再度达到较完满的境界。

四、社区精神卫生护理

完善的社区精神卫生护理体现着整体性的照顾,其护理过程包括护理评估、诊断、目标、措施及评价,以协助处理护理对象的健康问题,达到预防疾病、降低残障和促进心理健康。对于精神疾病患者,其住院、出院到康复都要有妥善的安排与计划。

（一）护理评估

社区精神卫生的评估包括对精神障碍者、家属及社区三方面的评估:

1. 对精神障碍者的评估　评估项目包括精神症状、一般健康状况、既往史、生活习惯、目前的社会功能(个人卫生、人际关系、休闲活动、工作情况)等。还需评估其处理压力的方法,社交及基本生活技能,经济文化及精神障碍等带来改变的接受程度,以及社会适应能力等。

2. 对家庭的评估　评估家庭的功能、家庭的负担、家庭环境、家人对精神障碍的认识和接受程度以及应对策略、家庭成员之间的关系。

3. 对社区的评估　主要评估社区的文化背景,当地特殊风俗民情,居民生活形态及经常面临的压力和问题,政府的改革方针,社区精神卫生服务设置,社区群众精神卫生健康意识,对精神障碍的认识及态度等。

(二)护理诊断

常用于社区精神卫生护理的护理诊断有:

1. 与护理对象相关的护理诊断

(1)思维过程改变。

(2)自尊紊乱:与罪恶感、羞愧感等有关。

(3)社交障碍:与退缩或无价值感等有关。

(4)焦虑:与健康状态、社会地位受威胁等有关。

(5)个人应对能力无效:与支持系统不足,不适当应付方法等有关。

(6)不合作:与知识缺乏等有关。

2. 与家庭相关的护理诊断

(1)家庭应对无效:与认知或情绪障碍等有关。

(2)家庭作用改变:与家庭正常生活秩序受干扰,家庭成员角色能力改变有关。

3. 与社区相关的护理诊断 社区应对无效等。

(三)护理目标

(1)与护理对象建立良好关系。

(2)协助护理对象走向健康。

(3)协助护理对象利用各项资源,减少退缩和无助感,减少精神残疾。

(四)护理措施

1. 对护理对象而言 应考虑其生活的安排,基本需要的满足,康复计划的持续,使其在社区中能正常生活,发挥最佳社会功能,拥有满足自己生活所需的技巧。

2. 对护理对象的家庭而言 通过家庭访视、社区支持系统,提供家属有关精神疾病的知识及应对策略和有效沟通的技巧及问题解决策略,减少罪恶感及负担,改善家庭成员之间的关系,正确面对疾病带来的困难及危机。

3. 对护理对象所处的社区而言 通过社区发展、规划,促使社区提供有效的社区组织及社区服务计划,以适合精神障碍者的特别需要。

(五)护理评价

评价的内容包括护理结果是否达到既定目标,患者本身改善程度,生活质量提升程度,患者家属对服务的满意程度,家庭精神卫生服务落实情况。

第2节 精神障碍者的康复护理

一、概 述

目前,精神障碍者的治疗康复主要是在医院和社区进行。从国内外的发展趋势来看,精神障碍康复工作的重点正逐渐从医院康复向社区康复转移,这是卫生保健事业的一个重要改革方向,必定推动社区精神障碍的康复护理不断发展。

二、目的与原则

(一)目的

(1)使精神障碍患者因患病而丧失的家庭、社会功能得以最大限度地恢复。

(2)使精神残疾程度降低至最低限度。

(3)使精神障碍患者患病后留有功能的能力得以最大的发挥。

(二)原则

功能训练,全面康复,重返社会。

三、影响精神障碍者康复的因素

(一)个体因素

个体发病的原因、诱因,如疲劳过度、睡眠缺乏、重大生活事件的发生、各种原因造成的功能状态下降、特殊生理期等均可影响个体病后的康复。

(二)环境因素

1. 环境设置方面 良好的环境设置是精神康复的先决条件。专科病房的康复设施,住院环境的家居化、人性化,住院生活的丰富多彩以及社区精神卫生完善齐全的服务机构如日间医院、农疗基地、工娱治疗站、福利工厂等都有利于患者的康复。

2. 家庭、社会支持系统方面 温暖的家庭、良好的社会支持系统有利于患者的康复。

3. 医护人员的知识、技巧和态度 医护人员扎实的康复知识、积极乐观的心态与充满爱心、耐心的态度,有利于患者的康复。

(三) 治疗因素

1. 药物治疗　药物治疗是治疗精神疾病的主要途径。实践证明,相当一部分精神病患者需要长期服药,利于康复,并且不易波动和复发。药物治疗结合康复措施能够把精神疾病的复发率降低到最低的水平,护士要加强宣教,让护理对象了解维持治疗对预防复发的重要意义,帮助家属掌握和识别复发的先兆,并及时采取相应的处理措施。

2. 早期发现,及时有效地治疗　精神障碍若没能及早发现或未得到及时有效的治疗,可使病程迁延,并影响康复。还会使病情加重,甚至造成残疾。

四、精神障碍康复护理的工作内容

精神康复包括医学康复(治病和防复发)、心理康复(对疾病的态度,提高心理承受力,纠正性格缺陷等)、社会康复(生活自理能力、人际交往能力、学习能力的恢复等)和职业康复(就业咨询、职业技能的测定与培训,在工作中发现自我价值等)等四个方面。它们相互联系,在医院和社区中完成。所以,精神障碍的康复工作内容包括医院康复和社区康复。

(一) 医院康复护理工作的内容

1. 进行康复评估和制定康复计划　定期对患者实行康复评估,针对评估结果制定相关康复计划。

2. 开展各项有效合适的行为技能训练

(1) 生活行为的康复训练:针对病期较长的慢性患者,着重训练个人卫生、饮食、衣着、排便等活动,并进行社交娱乐方面的技能训练。

(2) 学习行为的康复训练:针对长期不能回归社区的患者,开展文化知识教育,如时事形势教育、卫生常识教育、历史和科学教育、一般技能的学习,主要针对今后应付业余生活时需要的内容,如采购物品、烹饪技艺、交通工具的使用等。

(3) 就业行为的康复训练:主要有简单作业训练、工艺制作训练、就业前训练。

(二) 社区康复护理工作的内容

1. 开展全面的社区康复护理,促使患者建立正常的生活规律

(1) 在日间医院对患者进行行为矫正、人际交流、教育训练和职业康复,并结合个别与集体的心理治疗和精神药物治疗。

(2) 向慢性精神疾病患者提供疗养性居住环境并开展各项活动。如:精神病康复站,对患者进行药物治疗,护理照顾,开展各项心理教育,劳动作业疗法,培训独立生活能力,文娱体育活动。

(3) 充分发挥群众性看护网的作用。

2. 开展家庭干预　详见第3节精神障碍者的家庭护理。

精神病:最可怕的是不理解

中国人口众多,国力有限,精神卫生技术力量薄弱,精神障碍者的就诊率很低,多数患者处于缺医少药的状态,看病难,买药难,住院更难,这种情况在农村尤为明显。另外,社会对精神障碍者还缺乏应有的了解,精神障碍者在中国尚未得到公平的对待,得不到应有的同情和帮助。不同程度的歧视、非议、讽刺、排挤、嫌弃、回避、隔离乃至拘禁精神障碍者的现象时有发生(图13-1)。他们不仅要遭受疾病的折磨,而且又要遭受社会的压力,生活难,社交难,上学难,就业更难,这是中国精神障碍者所普遍面临的困境。

社会、家庭和医生都要正视精神障碍:它不是"越治越傻"或者"不可治愈"。相反,经过正规、系统的治疗,70%以上的精神障碍者(甚至2/3的精神分裂症患者)可以达到临床痊愈,生活自理,工作独立。但精神障碍的未治率仍旧高居不下,这是一个世界性的难题,其原因主要是社会对精神障碍缺乏正确认识,甚至存在偏见,由此对精神障碍者产生巨大的压力。大多数精神障碍者不认识或即使知道也不愿承认自己有精神卫生问题,不愿就诊,亲属们也不认为或不承认他有精神障碍,而宁愿将他当作其他疾病进行治疗,造成治疗的延误。现在,农村的精神

笔记栏

分裂症患者中仍有相当比例者首先通过求神拜佛来治病,其次去内科和中医科治疗,然后到神经科,直到病情很严重时才不得已到精神科治疗。

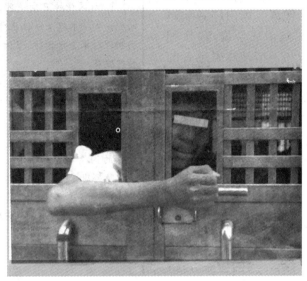

图 13-1　精神障碍者被拘禁

第3节　精神障碍者的家庭护理

一、家庭护理的概念

家庭护理是以家庭为照顾单位,以家庭成员为护理对象,进行家庭个体、家庭关系及家庭环境等方面的护理干预。所以,家庭护理不仅要促进精神障碍者本人的康复,也要维护家庭其他成员的精神健康。

二、家庭护理的意义

家庭护理目的是为了促进家庭系统及其成员达到最高水平的健康。长期以来,精神障碍者的家庭护理未得到很好的重视,这种状况在农村尤其突出。一方面,精神障碍者出院后的生活虽然由家庭照顾,但他们缺乏应有的知识,不懂得如何科学地照管,更不懂得如何给他提供一个良好的家庭环境,这样必然影响到精神障碍者的康复质量。另一方面,精神障碍者给家庭带来了种种负担,影响了家属的身心健康,如造成家庭经济水平下降,家属要花大量的时间精力来照顾精神障碍者,甚至监督服药,防止意外等,长期如此致使身心疲惫不堪;再如对精神障碍者的一些怪异言行难以适从,而且不会应付,加上传统观念对精神障碍者的不接纳与歧视,并感到羞辱、自责,从而引起较大的精神困扰、情绪波动。面对家属这些生理、情感上的不良反应,开展精神障碍者的家庭护理非常必要。它能够协助家庭发现影响健康的问题,帮助家庭实施精神卫生保健的措施,满足家庭的健康需求,使家庭获得健康。它是社区精神卫生服务的重要组成部分,对社区精神卫生的建设有着明显作用。

三、精神障碍患者家庭护理的内容

1. 维持用药,预防复发　精神疾病复发的原因有很多,常常与是否维持用药密切相关,护理人员无论是在社区还是进入家庭,都要让家属和患者理解维持用药的重要意义。据统计,维持治疗的患者,复发率为40%,而没有维持治疗的患者,复发率高达80%。有不少患者常觉得病好了或怕"上瘾",怕精神药物会"把人吃傻",或因药物不良反应带来的身体不适、经济拮据等诸多原因,不能坚持服药,导致复发。

（1）患者方面:要让患者真正懂得维持用药的重要性,能配合医生按时按量服药。

（2）家属方面:指导家属在维持用药期间,要监督患者服药并妥善保管药物,注意不要随意增减药量、频繁换药或间断服药,防止患者弃药、藏药、呕药或大量吞药造成意外事故,让家属了解常见的药物不良反应及处理方法,并定期带患者到门诊复查。

2. 举办家庭集会,开展家庭心理教育与训练,维护家庭成员的健康　国内外各项研究表明,舒适安全的家庭居住环境,轻松和谐的家庭氛围,十分有利于精神障碍患者的病情痊愈,可减少复发和增进社会功能恢复,并能使家属心身轻松。因此,医护人员对精神障碍患者的家庭采用有效的干预十分必要。

(1)家庭心理教育的主要内容:精神障碍的介绍;精神障碍的特征和演变过程;用药目的和不良反应等。

(2)训练的主要内容:①对精神症状(幻觉、妄想、焦虑、抑郁)和病态行为(缺乏动力、自杀行为、攻击性或暴力行为)的应对方法;②家庭应采取的态度(用长远观点来看问题,和其他亲友取得一致意见);③向家庭提供一些行为疗法的训练方法;④改进家庭内相互交流的技巧(保持言语的积极性,预防争吵,善于倾听,选择恰当的交流时间和交流内容);⑤提供解决问题的策略(针对患者的不良行为问题,选择最好的方案解决)。

这些训练可在少数家庭成员参加的小组内操练并逐步提高技巧。

3. 建立群众性家庭自助组织,减少家庭负担　针对我国现状,多数地区的社区精神卫生服务机构不够健全,专业人员配置不足,对精神障碍者及其家庭情况缺乏理解和支持,对精神障碍者的一些具体问题(如住房、就业等)缺乏切实可行的解决措施。所以,应充分利用社区资源,成立家庭自助组织,定期召开集体心理康复联谊活动,交流信息,开展一些娱乐活动。精神医学专家、社区精神卫生工作人员及相关工作的领导也应参加活动,宣教精神障碍的康复知识,鼓励患者及家属树立信心,尽可能减轻家庭照顾者的心理负担。

---

1. 社区精神卫生护理是应用精神科护理学的理论和技术以及社区医学的相关知识,对社区的护理对象进行预防、保健、治疗、康复等方面的护理服务。

2. 社区精神卫生护理工作范围涵盖了一级、二级及三级预防保健。

3. 精神障碍者康复护理的目的是"三个最",原则是"功能训练,全面康复,重返社会"。影响康复的因素有个体因素、环境因素、治疗因素。精神障碍康复包括医院康复与社区康复。

4. 精神障碍者的家庭护理内容是维持用药,防复发;举办家庭集会,开展家庭心理教育与训练,维护家庭成员的健康;建立群众性家庭自助组织,减少家庭负担。

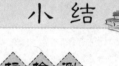

小　结

目·标·检·测

一、名词解释

1. 社区精神卫生护理　　2. 家庭护理

二、填空题

1. 社区精神卫生护理工作范围涵盖了_____、_____及_____预防保健工作。

2. 精神障碍者护理的原则是_____、_____、_____。

3. 精神障碍的康复工作内容包括_____和_____。

4. 影响精神障碍者康复的因素有_____、_____、_____。

5. 精神康复包括_____、_____、_____、_____等四个方面。

三、简答题

1. 精神障碍者康复的目的有哪些?

2. 精神障碍患者家庭护理的内容有哪些?

3. 简述预防保健工作各级的目的、护理对象及工作项目。

主要参考文献

蔡焯基. 2001. 抑郁症——基础与临床. 北京:科学出版社

陈静敏,萧伶等. 1998. 社区卫生护理学. 台北:华杏出版股份有限公司

陈力. 2000. 心理障碍与精神卫生. 北京:人民卫生出版社

陈彦方. 2001. CCDM-3 相关精神障碍的治疗与护理. 第 4 版. 济南:山东科学技术出版社

陈彦方. 2000. 精神科护理学. 北京:人民卫生出版社

丁勤璋,陈巽昭. 1992. 心理卫生与健康. 石家庄:河北教育出版社

段蓝媞,陈胜美,何雪珍等. 1999. 精神科护理概论. 北京:科学技术文献出版社

郝伟. 2001. 精神病学. 第 4 版. 北京:人民卫生出版社

何仮. 2001. 老年脑科学. 北京:北京出版社

侯沂. 1997. 现代精神病学诊疗手册. 北京:北京医科大学、中国协和医科大学联合出版社

胡佩诚,宋燕华. 1999. 心理卫生和精神疾病护理. 北京:北京医科大学出版社

黄铎香. 1999. 漫游心理王国. 广州:广东经济出版社

季建林,吴文源,陈福国. 2001. 医学心理学. 第 3 版. 上海:复旦大学出版社

雷慧,张亚平. 1994. 精神科护理学. 北京:中国医药科技出版社

李小麟. 2002. 精神科护理学. 成都:四川大学出版社

刘纪志. 1996. 医学心理学. 广州:广东科技出版社

卢美秀(台湾),许淑莲(台湾). 1998. 现代护理实务全书. 第 4 卷. 深圳:海天出版社

马存根. 2001. 医学心理学. 北京:人民卫生出版社

马风杰,李秀艳,于建业等. 2002. 精神科护理学. 北京:中国医药科技出版社

沈渔邨. 2001. 精神病学. 第 4 版. 北京:人民卫生出版社

宋燕华. 2001. 精神障碍护理学. 长沙:湖南科学技术出版社

陶国泰. 1999. 儿童少年精神医学. 南京:江苏科学技术出版社

王述彭. 1999. 精神科护理学. 北京:科学出版社

王毓瑾. 1992. 精神卫生与精神疾病. 北京:城市出版社

萧淑贞等. 1993. 精神科护理概论. 台北:华杏出版股份有限公司

许亮,张维熙,王松林. 2001. 社区精神卫生与康复. 北京:人民卫生出版社

杨德森. 1994. 基础精神医学. 长沙:湖南科学技术出版社

殷磊. 2001. 老年护理学. 北京:人民卫生出版社

张伯源,敖明,许柚茹. 1990. 心理咨询和行为治疗. 北京:团结出版社

张春兴. 1998. 现代心理学. 上海:上海人民出版社

张家恕,倪泰一,邹渝等. 2002. 心理医生病案录. 重庆:重庆大学出版社

张培琰,吉中孚. 1998. 精神病诊断治疗学. 北京:中国医药科技出版社

钟信心,周照芳等. 1993. 精神科护理学. 台北:华杏出版股份有限公司

朱智贤. 1989. 心理学大词典. 北京:北京师范大学出版社

邹恂. 1997. 现代护理诊断手册. 北京:北京医科大学、中国协和医科大学联合出版社

[美]埃波特(Ebert, M. H.)等. 2002. 现代精神疾病诊断与治疗. 孙学礼主译. 北京:人民卫生出版社

Lynda Juall Carpenito. 2001. 护理诊断手册. 李宁主译. 北京:科学技术文献出版社

精神科护理教学基本要求

一、课程性质与任务

精神科护理是中等职业学校护理专业的必选课程,内容包括本学科主要的概念、方法和通科护士必须具备的精神卫生服务的知识。其任务是使学生通过学习之后,能够树立关爱护理对象,重视精神卫生服务的意识,养成科学、严谨的工作态度,具备精神卫生服务的基本能力,进而与其他临床护理课程培养的专业能力共同整合为整体护理能力,提高整体素质。

二、课程教学目标

(一) 知识教学目标

1. 理解精神科护理的基本概念,了解其基本内容与基本工作方法。

2. 了解精神障碍的症状特点和发病原因。

3. 理解常见精神障碍者的护理内容。

(二) 能力培养目标

1. 能够初步辨识精神障碍的症状,提供基本的护理服务。

2. 能够进行正确的精神健康宣教。

(三) 思想教育目标

1. 能够科学、正确地认识异常精神活动。

2. 关爱精神障碍者。

三、教学内容与要求

教学内容	教学要求			教学内容	教学要求		
	了解	理解	掌握		了解	理解	掌握
一、绪论				意志活动障碍			
（一）精神障碍与精神科护理学		√		运动及行为障碍			
1. 精神障碍的概念				4. 意识障碍		√	
2. 精神科护理学的概念				对周围环境的意识障碍			
（二）精神科护理发展的过去与未来	√			自我意识障碍			
（三）精神科护理面临的重要任务	√			5. 精神障碍综合征	√		
二、精神障碍的病因与常见症状				三、精神科护理的基本内容和基本要求			
（一）精神障碍的病因	√			（一）精神科护理的基本内容	√		
1. 生物学因素				（二）精神科护理工作的基本要求	√		
2. 心理性因素				1. 对护理人员的基本要求			
3. 社会文化因素				2. 基本技能的要求			
（二）临床常见症状				（三）治疗性人际关系与治疗性沟通			
1. 认知障碍		√		1. 治疗性人际关系概述	√		
感觉障碍				2. 治疗性沟通		√	
知觉障碍				治疗性沟通概念			
思维障碍				治疗性沟通的原则			
注意障碍				治疗性沟通的技巧			
记忆障碍				四、异常精神活动者的评估与诊断			
智能障碍				（一）精神科护理的评估			
定向力障碍				1. 目的	√		
自知力丧失				2. 原则	√		
2. 情感障碍		√		3. 内容		√	
3. 意志行为障碍		√		4. 评估的方法		√	

教学内容	了解	理解	掌握	教学内容	了解	理解	掌握
（二）精神科护理的诊断	√			（七）情感高涨及躁狂者的护理		√	
1. 护理诊断在异常精神活动评估中的应用				情感高涨与躁狂的概念			
2. 常用的护理诊断				情感高涨的特征			
五、异常精神活动者的常用治疗和护理				情感高涨的常见护理诊断			
（一）心理治疗		√		情感高涨者的护理原则			
1. 概念				（八）情感淡漠者的护理	√		
2. 治疗作用				情感淡漠的概念			
3. 治疗原则与方法				情感淡漠的特征			
4. 心理治疗在护理程序中的应用				情感淡漠的常见护理诊断			
（二）行为治疗	√			情感淡漠者的护理措施			
1. 概念				七、心身疾病患者的护理			
2. 治疗作用				（一）概述	√		
3. 治疗原则与方法				（二）常见心身疾病的分类及危险因素		√	
4. 在护理程序中的应用				1. 分类			
（三）环境治疗、团体治疗、社交技巧训练	√			2. 危险因素			
1. 概述				（三）常见心身疾病患者的护理		√	
2. 环境治疗				1. 护理评估			
3. 团体治疗				2. 护理诊断			
4. 社交技巧训练				3. 护理目标			
（四）异常精神活动的药物与电抽搐治疗				4. 护理措施			
1. 常用的药物治疗与护理		√		八、器质性精神障碍患者的护理			
2. 电抽搐治疗患者的护理	√			（一）器质性精神障碍的常见综合征		√	
六、情感活动异常者的护理				1. 急性脑病综合征			
（一）概述	√			2. 慢性脑病综合征			
1. 情感障碍的概念				（二）阿尔茨海默病患者的护理		√	
2. 情感障碍的原因				1. 护理评估			
（二）焦虑者的护理		√		2. 护理诊断			
焦虑的概念				3. 护理措施			
焦虑的诱因				（三）癫痫所致精神障碍患者的护理	√		
焦虑的程度与分型				1. 护理评估			
焦虑者的护理				2. 护理诊断			
（三）恐惧者的护理		√		3. 护理措施			
恐惧的概念				九、思维障碍及精神分裂症患者的护理	√		
恐惧的程度				（一）概述			
恐惧者的护理				1. 思维形式障碍			
（四）愤怒者的护理		√		2. 思维内容障碍			
愤怒的概念				（二）精神分裂症患者的护理			
愤怒的程度				1. 概述			
愤怒的作用				2. 精神分裂症临床表现			
愤怒者的护理				3. 精神分裂症诊断			
（五）悲伤者的护理		√		4. 精神分裂症治疗			
悲伤的概念				5. 精神分裂症患者的护理			
悲伤的特征与程度、分期				十、精神活性物质所致精神障碍者的护理			
悲伤者的护理				（一）精神活性物质的概念及分类		√	
（六）情感低落及抑郁者的护理		√		1. 概念			
情感低落与抑郁的概念				2. 精神活性物质的分类			
情感低落的特征				（二）病因	√		
情感低落的常见护理诊断				1. 遗传因素			
情感低落者的护理原则							

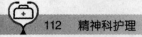

教学内容	了解	理解	掌握	教学内容	了解	理解	掌握
2. 心理因素				1. 依恋障碍		√	
3. 社会因素				2. 精神发育迟滞	√		
（三）精神活性物质所致障碍者的治疗及护理	√			3. 儿童孤独症		√	
1. 护理评估				4. 学习障碍		√	
2. 护理诊断				5. 品行障碍		√	
3. 护理目标护理措施				6. 注意缺陷/多动障碍		√	
4. 健康教育				7. 情绪障碍		√	
十一、人格障碍与性行为障碍者的护理				（二）老年期精神障碍与护理			
（一）人格障碍常见类型及护理				1. 老年期常见精神障碍			
1. 人格障碍的概念	√			老年期适应障碍		√	
2. 人格障碍形成的原因		√		老年期神经症		√	
3. 常见人格障碍的类型与特征		√		老年期情感性精神障碍		√	
偏执型人格障碍的临床特征				2. 老年人精神卫生护理	√		
强迫型人格障碍的临床特征				十三、社区精神卫生护理			
表演型人格障碍的临床特征				（一）概述	√		
分裂样人格障碍的临床特征				1. 社区精神卫生护理的概念			
反社会型人格障碍的临床特征				2. 社区精神卫生的现状与发展趋势			
4. 常见人格障碍者的护理	√			3. 社区精神卫生护理的工作范畴（包括一、二、三级精神预防保健工作）			
护理评估				4. 社区精神卫生护理			
护理诊断				（二）精神障碍者的康复护理	√		
护理措施				1. 概述			
（二）性行为障碍者的护理	√			2. 目的与原则			
1. 性行为障碍的概念				3. 影响精神障碍康复的因素			
2. 性行为障碍形成的原因				4. 精神障碍康复护理的工作内容			
3. 性行为障碍的常见类型与临床特征（同性恋、露阴癖、窥阴癖、恋物癖）				（三）精神障碍者的家庭护理	√		
4. 常见性行为障碍者的护理要点				1. 家庭护理的概念			
十二、儿童少年和老年人的精神障碍与护理				2. 家庭护理的意义			
（一）儿童少年的精神障碍与护理				3. 家庭护理的内容			

学时分配建议（36 学时）

序 号	单 元	理 论	实 践	合 计
1	绪论	1		
2	精神障碍的病因与常见症状	3		
3	精神科护理的基本内容和基本要求	2		
4	异常精神活动者的评估与诊断	2		
5	异常精神活动者的常用治疗和护理	3		
6	情感活动异常者的护理	3		
7	心身疾病患者的护理	2	4	
8	器质性精神障碍患者的护理	2		
9	思维障碍及精神分裂症患者的护理	2		
10	精神活性物质所致精神障碍者的护理	2		
11	人格障碍与性行为障碍者的护理	3		
12	儿童少年和老年人的精神障碍与护理	2		
13	社区精神卫生护理	1		
	机动	4		
	总计	32	4	36

目标检测选择题参考答案

第1章

1. C   2. A   3. C

第2章

1. B   2. B   3. A   4. B   5. A   6. D   7. C   8. D   9. C   10. C

第3章

1. B   2. D   3. C   4. B   5. B   6. B   7. B   8. D   9. D   10. C   11. B

第5章

1. D   2. C   3. D   4. D   5. B   6. D   7. B   8. A   9. C   10. C

第6章

1. A   2. C   3. B   4. C   5. D   6. C   7. B   8. D   9. D   10. A

第7章

1. D   2. B   3. B   4. D   5. D   6. C   7. B   8. B   9. A   10. A   11. C   12. C

第8章

1. B   2. C   3. C   4. C   5. D   6. C   7. D   8. D   9. A   10. B   11. B   12. B   13. B

第9章

1. D   2. B   3. C   4. B

第10章

1. C   2. A   3. D   4. B   5. A   6. D   7. C   8. B   9. D   10. D

第11章

1. D   2. B   3. C   4. A   5. B   6. D   7. A